あなたと家族を守る

がんと診断

されたら最初に読む本

腫瘍内科医
勝俣範之

KADOKAWA

はじめに

2人に1人ががんになる時代だからこそ、がんの正しい情報を知ってほしい

　国民の2人に1人──。これは、統計上から見た日本人が生涯でがんになる割合です。その状況から「がんは国民病」ともいわれています。国民病であれば、がんについてよく知っていてもおかしくないはずですが、日々、患者さんと接している私の経験から言えば、「まさか自分ががんになるとは思っていなかった」とおっしゃる方が多いです。

　患者さんにとっては、がんはまさに青天の霹靂です。突如、どうしていいか、わからなくなります。仕事や生活はどうなってしまうのだろう、自分は死んでしまうのではないだろうかと、恐怖に襲われます。不安、混乱、焦り……。がんになったときに、ほとんどの方はそうした状況に追い込まれてしまいます。

　そのような恐怖や不安は、がんについて正しい情報が知られていないことから生じています。マスコミやインターネット、SNSの普及により、一見するとがんについての情報があふれているように見えますが、実際は「正しい情報」を見つけるのは、とても難しくなっています。そして、「がん＝不治の病」、

あるいは「がん＝死」というイメージにつながっています。けれど、それは正しくありません。

　がんの治療は、日進月歩で進歩しています。

　がんになったからといって、絶望しなくていいのです。正しい情報をお伝えすることで、がんと診断されても、自分らしい人生を送られる方が増えることを願って、この本を書くことにしました。

標準治療こそが最善のがん治療。 それが受けられる病院で治療を

　この本を手に取ってくださった方の中には、すでにがんと診断され、治療中の方が多いと思います。今からでも遅くはありません。まずは落ち着いて、あなた自身が納得できる治療を受けてください。

　そのとき、ぜひとも選んでほしいのが「標準治療」です。この本の第3章でも解説していますが、標準治療こそが、しっかりとした科学的根拠に基づいた、現時点での最善・最良のがん治療法です。しかも日本では、どんなに高額な標準治療でも健康保険が適用されるため、患者さんは治療費の負担を減らすことができます。これは世界に誇れる日本の制度の1つです。

とはいえ、残念ながら、どこの病院でも標準治療が受けられるわけではありません。厚生労働省の調査によれば、ステージ３（第１章参照）と診断された大腸がんの患者さんのうち、手術後８週間以内に標準的化学療法（抗がん剤治療）が行われた割合は、54.8％にとどまっています（2017年）。

標準治療が普及しきれていない要因の１つとして、日本のがん治療が外科に偏りすぎていることが挙げられます。そのため、手術でがんを取り除いてしまえば治療は終わりと考える方が多いのです。

しかし、がんは再発や転移をすることが知られています。それを防ぐためにも、放射線治療や薬物治療、さらには心身の痛みを和らげる緩和ケアなどを組み合わせた標準治療が必要なのです。

また、現在のがん治療は１人の医師だけでなく、多くの専門家が１つのチームとなって治療にあたります。多くのスタッフが患者さんを支え、見守ってくれます。

安心して治療にのぞんでいただけるように、病院選びについても、解説しています。

がんの治療と仕事を両立させるための
公的な制度や支援を利用してください

　標準治療は保険適用とはいえ、やはりお金の負担は大きいものです。幸いなことに、がんになった患者さんの治療費や生活費を補ってくれる助成や年金などの公的制度がありますが、残念ながらほとんど知られておらず、また、患者さんやご家族の方が申請しないと受給できないものが大半です。経済的な不安を取り除くためにも、ぜひ利用していただきたいと思います。こうした制度については、第5章で解説しています。

　また、がんは40〜50代ごろから発症する確率が高まります。その世代の多くの方々は、いわゆる現役世代です。がんになったら、もう仕事ができないのではないかと悩む方も多いと思います。現実として仕事を辞められる方もいますし、残念ながらがんを理由に解雇される方もいます。

　でも、簡単にあきらめないでいただきたいのです。現在では、がんの治療と仕事を両立させながら生き生きと生活していらっしゃる方がたくさんおられます。がんの体験者のことを「がんサバイバー」といいますが、そうしたがんサバイバーの方が増えています。治療と仕事の両立をサポートする制度や機関の整

備も確実に進んでいます。それらを活用するヒントやコツについても、本書で取り上げています。ぜひ、参考にしていただきたいと思います。

いい患者さんになる必要はありません。ご自分の意思や希望を伝えてください

　がんの治療に限らないことかもしれませんが、病気になって病院で治療を受けるとなると、とかく日本人は「受け身」になってしまう傾向があります。お医者さんに診てもらうという考え方が根強くあるからだと思いますが、医師と患者さんは基本的に対等です。医師が「主」で、患者さんが「従」というわけではありません。しかも、患者さんには良い医療を受ける権利があります。そして、医師には良い医療を提供する義務があります。これは、とても大事なことです。

　それにもかかわらず、医師にあれこれたずねるのは失礼ではないか、迷惑ではないか、機嫌を損ねるのではないかと、つい忖度してしまいがちですが、一切気にかけなくてかまいません。わからないことがあったら、わかるまで、徹底的に医師にたずねればよいのです。

　自分のかけがえのない命と人生がかかっているのです。自分

の命のことで遠慮する必要など決してありません。

　ですから、私はよく患者さんに、「いい患者さんになる必要はありませんよ」と申し上げています。むしろ、患者さんには、わがままになってほしいと思います。

「こんな治療が受けたい」という意思でもかまいません。「治療中でも、これだけは絶対にやりたい」という人生や生活の希望でもかまいません。それを、医師や医療スタッフにぜひとも伝えてください。一緒になってそれをかなえることが、患者さんにとっても、医療者側にとっても最善のがん治療です。

　改めて言いますが、国民の2人に1人ががんになる時代です。がんになったからといって、「あせらない」ことです、「あわてない」ことです、そして、「あきらめない」ことです。

Hope for the Best, and Prepare for the Worst.——最善を期待して、最悪に備えましょう。これこそが、がんの治療にのぞむ最高の心がまえだと思います。

日本医科大学武蔵小杉病院
腫瘍内科　勝俣範之

CONTENTS

第 **2** 章 …………………………………………………… 041

納得する治療を受けるために

CONTENTS

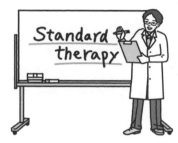

CONTENTS

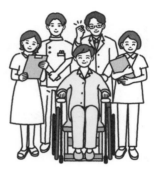

CONTENTS

第 **5** 章 127

治療費と仕事の
おトクな公的制度と
サービス

CONTENTS

┤ 登場人物紹介 ├

教える人
勝俣範之先生
あらゆる部位のがんを診られる
腫瘍内科医として日々診療にあ
たっている。

教わる人
編集者O
身近にがんに罹患する人が増え
て、わからないことだらけで心
配になっている。

第 1 章

がんの診断で
確認する
大事な3つのこと

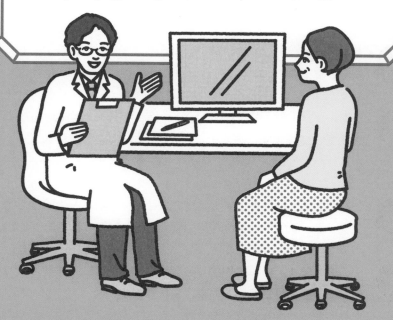

1-1

がんは増えているが
なっても諦めない

☑ 日本人の 2 人に 1 人はがんになる
☑ がんになっても 5 年生存率は向上している
☑ がんとともに生きるがんサバイバーも増加

CHECK!

がんに関するニュースや情報をよく見かけますが、日本人でがんにかかる人の数は増えているのですか？

残念ながら、年々増えています。2019 年に新しくがんと診断された人は、統計によると男女合わせて 99 万 9075 人でした。がんは**高齢になればなるほどかかる確率が高くなるため、40 〜 50代から罹患する人が増えていきます。**

そうですか……。やはりがんになるのは怖いと思うのですが、罹患する確率のようなものはわかっているのですか？

日本人が一生のうちにがんと診断される確率は、**男性が 65.5%、女性が 51.2%です。**つまり、男女ともに、**だいたい 2 人に 1 人は**がんにかかるということになりますね。

2 人に 1 人とは驚きです！　だからといって、がんの治療も進歩しているわけですから、「がん＝死」というわけではありませんよね。

その通りです。がんに関する目安の 1 つとしてよく登場してくるのが「5 年相対生存率」です。これは簡単に言うと、がんと診断されてから 5 年後に生存している人の割合を示したものですね。

日本人の2人に1人が生涯で「がん」と診断される

男性		女性	
罹患率	65.5％ （2人に1人）	罹患率	51.2％ （2人に1人）
5年生存率	62.0％	5年生存率	66.9％

出典：・がん罹患リスク（2019年データに基づく）／がん情報サービス「最新がん統計」
・5年相対生存率／全国がん罹患モニタリング集計 2009-2011年生存率報告（国立研究開発法人国立がん研究センターがん対策情報センター、2020）、独立行政法人国立がん研究センターがん研究開発費「地域がん登録精度向上と活用に関する研究」平成22年度報告書

がんの種類ごとに生存率は異なるのですが、ほとんどのがんの種類で、生存率は高くなっています。最新データの全国がんセンター協議会の生存調査で、**全部位のがんの5年相対生存率は男女合わせて64.1％でした。**

6割以上の方ががんと診断された5年後にしっかり生きている。つまり、がんになったからといって、諦めることはないと思ってもいいのですね。

はい、そうです。最近では、がんを経験した方のことを**「がんサバイバー」**と呼びますが、厚生労働省などの調査によると、そうした方々が**全国に500万人以上いるといわれています。**がん治療の進歩や生存率の向上などもあって、がんと共存しながらお仕事や生活をしていらっしゃる方が増えています。また、国としてもそうした方々を支援するための施策をいろいろと打ち出しています。もはや、**がんとともに生きる人生は特別なものではなくなっている**といえるのです。たとえがんになったとしても、諦めず、希望を持ってほしいと思いますね。

がんの疑いから確定診断までは長い

がんが確定するまでの検査と流れ、そして告知

CHECK!

- ☑ 確定診断に欠かせないのが病理検査
- ☑ 確定診断までは、2週間から1か月ほどかかる
- ☑ 今やがんの告知は「あっさりと」が多い

 そもそも、どういったきっかけでがんは見つかることが多いのでしょうか?

 だいたい次の3つになります。1つめは、市町村や職場で行われているがん検診です。2つめは、痛みや出血、体調不良などの自覚症状があるために病院で診てもらったときに見つかるもの。3つめが、がん以外の病気で通院や治療をしているときに見つかるがんです。

 そうしたことをきっかけに、がんの疑いがあるということになったら、精密検査のようなものを受けるわけですね。

 本当にがんかどうかの診断を確定するためには、診察、血液検査、画像検査、病理検査など、さまざまな検査が必要となります。検査の種類や流れについての大まかな内容は、右ページの表を参考にしてください。この中でも**がんの確定診断に欠かせないのが、病理検査と呼ばれる検査です**。病理検査とは、がんの疑いがある部分の細胞や組織を採取して、病理医と呼ばれる専門の医師が顕微鏡などで観察して、がんかどうかを判断したり、がんの状態を判定したりするものです。病理検査には細胞診検査と組織学的検査の2種類がありますが、現在では内視鏡などを使って組織を取

って調べる**組織学的検査（生検）を行い、本当にがんなのかどうかを確定するのが基本**になっています。ただし、がんによっては手術をして調べなければわからないものもあります。

それだけいろいろな検査をするわけですから、がんだと確定診断が下されるまで、結構時間がかかるように思います。どのくらい時間がかかるものですか？

病院にもよりますが、**確定診断までは、だいたい2週間〜1か月**はかかると思います。場合によっては、もっとかかるケースもあります。

確定診断されると、そこで検査は終わりですか。そのほかにも検査はあるのですか？

疑いから確定診断までの検査の流れ

画像検査や内視鏡検査

がんと思われる腫瘍の有無と、その大きさを確認。

▼

病理検査

疑われる病変から細胞や組織を採取して、がんかどうかを確認。
がんの種類や組織型、深達度（組織への浸潤）などをチェック。
手術によって確認する場合もある。

▼

確定診断

▼

全身画像検査

がんの広がり（ほかの臓器への転移の有無）や深達度をPETやMRIなどで確認。

▼

病期（ステージ）や治療方針の決定

もう少し、検査があります。それはがんの状況をさらに詳しく調べて、治療方針を立てるために欠かせないものなのです。がんができた部位、大きさや深さ、がんが周囲の組織やほかの臓器に広がっていないかなどを調べるために**全身の画像検査などを行います。それによって、がんの病期（ステージ）を決定します**。ステージについては25ページで解説しているので、そちらを参考にしてください。そのうえで、患者さんが治療を受けられる状態なのかどうかを調べるために、内臓機能の検査なども行われます。こうした検査は、病理検査の前に行われることもあります。

そうした検査をして、がんだと確定すると、お医者さんから患者さんに対して、いわゆる告知があると思うのですが、最近ではどんな感じで伝えられることが多いのでしょう？　やはり心の準備が必要なぐらい、重々しい雰囲気なのでしょうか？

告知と聞くと、まるで裁判官から判決を言い渡されるようなものものしいシーンを思い浮かべてしまう人もいますね。テレビドラマや映画などの影響だと思いますが、**現在のがんの告知のほとんどは、非常にあっさりとしたもの**であることが多いかもしれません。告知を受ける方が拍子抜けするほど、淡々と「がんです」と告げられるのが、今は一般的だと思います。

そうなんですか！　それだけ、お医者さんにとっては、がんは特別な病気ではないということですか？

すでにお話ししたように、日本人の2人に1人はがんになる時代です。**もはや医療の現場では、がんは珍しい病気ではありません。**そのせいか、昨今の医師はがんの告知をすることに、ほとんどためらいがありませんね。患者さんの気持ちを考えれば、もう少し気を遣ってもよいのではないかと思うこともありますが、そこまで気配りしてくれる医師は最近では少ないと思います。

がんの告知があっさりしたものとは思ってもみなかった人たちは、よけいにショックを受けそうです。

それどころか、最近では、告知に続いて今後の治療の段取りや予後（見通し）についても、矢つぎばやに話しだす医師も珍しくありません。病院やクリニックによっては、「うちでは治療ができません。紹介状を書くので、ここに行ってください」と、そっけなく大きな病院を紹介するケースもありますよ。

そんなふうにあっけなく告知された患者さんのほうは、すんなり受け入れられるものでしょうか？

そうですね、なかには精密検査を受けた時点で、がんと診断されることを予想していたという方もいないわけではありません。しかし、たいていの患者さんは、**まさか自分ががんになるとは思ってもみなかったというのが本音**だと思います。それなのに、いきなり医師から「あなたはがんです」と告知されるものですから、びっくり仰天してしまい、頭の中が真っ白になって、医師が言うこともまったく頭に入ってこないという状況になられます。たとえていねいにお伝えしても、呆然としたまま、診察室を出ていかれる方も多いですね。

私もがんだと言われたら、きっとそうなると思います。

日本人の２人に１人ががんになるという情報はどこかで知っていても、それはあくまでも情報として知っているというだけで、まさか自分がと、想像もしていなかったという人がほとんどだと思いますね。ですから、がんと告知された途端、どうしていいかわからなくなってしまうというのもわからないでもありません。だから**こういう心のケアもがん治療の範疇なのです**。これについては 36 ページで詳しく説明しますね。

第
1
章
がんの診断で確認する大事な3つのこと

がんの診断で確認したい 3つの大事なこと

- ☑ どこにできた、どんな種類のがんか確認
- ☑ がんの病期（ステージ）について確認
- ☑ 治療法や治療の選択肢について確認

 がんの確定診断を聞きに行くときに、これだけは絶対にお医者さんに確認しておくべきことというのは何でしょうか？

 大前提として、**まずはそれが確定診断かどうか**ということです。確定診断であれば、どんな検査（病理診断など）によって判断されたのか聞いておくことが大切です。もし確定診断でなければ、今後、どんな検査をすれば確定するのかを必ず確認しましょう。

 なるほど、まだ「確定」していない場合もあるのですか。では、確定診断であれば、聞いておくべきことは何でしょうか？

 まず、**どんな種類のがんなのか、どこにできたがんなのか**、しっかり確認しておくことが大切です。たとえば、「肺にがんが見つかりました」と言われても、それだけで「肺がん」なのかどうかはわかりません。というのも、大腸がんがもともとあって、それが肺に転移したのかもしれないからです。この**最初にできたがんを原発巣（げんぱつそう）といいますが、治療は原発巣のがんに合わせて行われるのが一般的です**。つまり、肺がんと大腸がんでは基本的な治療法が異なってくるんですね。

 原発巣なのか、転移したものなのかを知ることは、治療を受ける

病期（ステージ）とは

ステージ0	がん細胞が粘膜内（上皮細胞内）にとどまっていて、リンパ節に転移していない状態
ステージ1	がんの腫瘍が少し広がっているものの、筋肉層の範囲にとどまっており、リンパ節に転移はしていない状態のことが多い
ステージ2	リンパ節に転移はしていないものの、筋肉層を越えて少し浸潤している状態。または、がんの腫瘍は広がってはいないが、リンパ節へ若干の転移がある場合もステージ2に分類される
ステージ3	がんが臓器の壁深くに進行し、臓器の壁は越えていないが、リンパ節に転移がある。もしくは、臓器の壁を越えているが、ほかの臓器に転移がない
ステージ4	がんの臓器での深達度とは無関係に、ほかの臓器に転移がある

うえで大切なポイントなのですね。

そうです。そして次に確認していただきたいのは、**がんがどのくらいの大きさなのか、どのくらい広がっているのか、ほかの組織や臓器に転移していないか**など、確定診断の時点における進行の度合いです。それによって、がんの病期（ステージとも呼ばれます）が決められます。**このステージを確認しておくことが、きわめて重要**です。というのも、がんの治療は、このステージによって決まってくるからです。ステージの内容はがんの種類ごとに異なり、同じステージであっても、病気の状態や治療法が違います。どのがんの、どのステージであれば、どんな治療を行うのが最善なのかという標準治療が決められています。標準治療については、70ページからの第3章で詳しく解説しますね。

そもそもステージは、どういうふうにして決めているのですか？何か基準のようなものがあるのですか？

ステージの決め方にはいくつかの種類がありますが、最も活用されているのが、「TNM分類」と呼ばれるものです。Tはがんの大きさ、Nはリンパ節にどのくらい転移しているか、Mはほかの臓器にどのくらい転移しているかどうかを表しています。この3つの要素の組み合わせにより、**がんの種類ごとにステージ0〜4の5段階に分類**されており、ステージの数字が大きいほど、がんが進行しているということになります。大まかな特徴は、25ページの表を参考にしてください。

そのほかにも確認しておくことはありますか？

できれば治療法も確認していただければと思います。**がんの治療には「3大治療」と呼ばれる、手術、放射線治療、薬物療法（抗がん剤治療）があります。それに加えて、最近では緩和ケアも**重視されるようになってきました。このようにがんの治療法はいくつかに分かれていますし、それらを組み合わせて治療を行うのが現在の主流です。医師がどんな治療法を勧めるのか、その理由は何なのか、その**治療法を選択したときの自分にとってのメリットやデメリットは何なのか**など、治療の選択肢についてはできるだけ細かく確認してください。治療法の確認の仕方や、考え方については第2章で、緩和ケアについては第4章で解説しますね。

なるほど！　わかりました。そのほかに、確定診断を聞くときにこれはしておいたほうがいいということはありますか？

できることならご自身のがんの診断の根拠となった血液検査などの結果、がんの状態を記した病理検査レポート、画像診断レポートなどはもらっておくことをお勧めします。日本の病院では提供してくれないところもありますが、少なくとも聞いてみて、もらえるようならもらっておいてください。**患者さんのほうから言わないと提供されませんから、遠慮なく聞いてみましょう。**

確定診断で確認すること、もらっておきたいもの

 必ず聞く

- ☐ 何のがん？
- ☐ それは確定診断か？　どの検査で確定した？
- ☐ 大きさと広がりは？
- ☐ 進行度、病期はどのぐらい？
- ☐ どんな治療の選択肢があるのか？

できればもらう

病状説明書

検査の結果の病状と、今後の治療方針を記載した書類。患者が説明を受け、内容について納得すれば、医師とともに署名。がんの種類、臓器、深達度、大きさ、転移などの広がりも記入されている。

病理検査レポート

生検の組織診断による所見。専門家でないと理解できない内容だが、セカンドオピニオンにも役立つ。

画像診断レポート（CT、MRI、PET、エコー、内視鏡など）

がんの大きさや広がりが記載されている。患者自身のがんへの理解も深まる。

血液検査報告書

今後の治療のバロメーターにもなる。

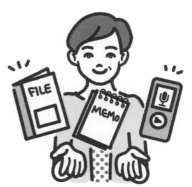

1-4

信頼できる人と一緒に メモや録音の準備をして

CHECK!

- ☑ 信頼できる人が一緒に聞いてくれると安心できる
- ☑ 聞きたいことを書いたメモやノートを持参する
- ☑ 許可を取って医師の説明を録音する

がんの診断や告知を受けると動揺してしまって、医師の説明を冷静に聞いたり、理解したりは、とてもできそうもありません。できるだけそうならないように、診断を聞きに行く前に準備しておいたほうがいいことは何でしょうか?

いちばんは、**できるだけ1人で医師の話を聞きに行かない**ということですね。私は、「これから大事なお話をしますが、お1人でも大丈夫ですか」とあらかじめ患者さんにうかがうこともあります。やはり、ご家族や親友など、**ご自分が信頼している人と一緒に医師の説明を聞きに行く**ことをお勧めします。どうしても動揺してしまいますから、客観的に話を聞いてくれる第三者がそばにいることで、心強く感じられるようです。

誰かがそばにいてくれると、安心できますよね。それは親族でなくても、友人などでもいいんですね。

そうですよ。信頼している人に同席してもらうようにしましょう。そして2つめですが、**メモ帳やノートを持参する**ことです。とりあえず医師から聞いた話をどんどんメモするようにしてください。医師の話をあとで確認するうえでもメモは役立ちます。また、いろいろ聞きたいと思って病院に出かけても、いざ医師の前に出る

とボーッとしてしまい、実際には1つも聞けないまま診察室から出てきてしまうこともよくあります。**あらかじめ質問事項をまとめておいて**、それを見ながら聞いていくのがお勧めですね。

メモを取ることに集中するあまり、逆に大切なポイントを聞き逃すといったことはありませんか？

ボイスレコーダーやスマートフォンなどの**録音できる機材を持参して、医師の話を録音させてもらうのもいい**と思いますね。ただし、医師や病院によっては録音を快く思わなかったり、許可してくれないところもあります。診察室で、「あとで先生の話をしっかり確認して、自分なりにがんについて調べたい」ときちんと理由を話して、許可してもらうようにしましょう。

そうですね。録音できていると、お話を聞いている間も少し落ち着いていられますね。それでもやっぱりショックで呆然としたまま診察室を出てきてしまう方も多いのではないでしょうか？

そういう場合は、「もう一度詳しく先生の話を聞きたいので、お時間を取ってもらえませんか」と、申し出てみることです。忙しい医師にそんなお願いをするのは迷惑ではないかと遠慮される方もいますが、迷惑でも何でもありません。いちばん**大事なことは、自分自身のがんについて、最初からきちんと理解して、納得すること**なのですよ。

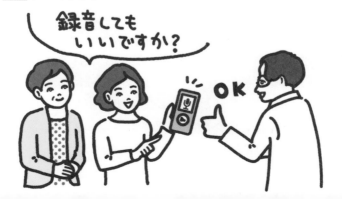

1-5

6割は偶然による発症。決して自分を責めないで

☑ がんができる最大の要因は偶然によるもの
☑ 生活習慣が悪かったからではない
☑ マメな検査をすれば万全なわけでもない

 がんの診断や告知をする際に、患者さんからさまざまなことを聞かれると思いますが、どんな質問が多いのでしょうか？

 それは、がんの原因は何かという話ですね。「なぜ私は、がんになったのでしょうか？」と、質問する方がたくさんおられます。ところで、がんの原因は、何がいちばん多いと思いますか？

 やっぱり、生活習慣ですか。タバコやお酒、食生活、寝不足……。

 実は、**がんができる最大の要因は「偶発的要因」、つまり偶然**によるものです。これが原因の6割を占めます。

 えっ？　偶然？　そう聞いても、いまひとつピンとこないのですが……。

 偶然とは、**簡単に言ってしまえば、遺伝子の異常（突然変異）です。**偶発的な何らかの原因によって遺伝子に異常が起こり、それが積み重なったりすることで、がんになる確率が高まります。この遺伝子の異常は、加齢とともに蓄積されていくことが知られていますから、**年齢を重ねるほど、偶然に、がんができてしまう確率が高くなっていきます**ね。

日本人のがん発症要因

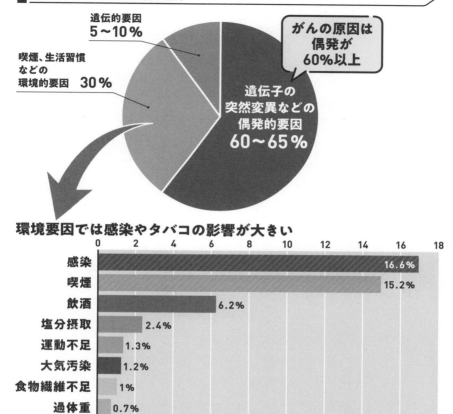

遺伝的要因
5〜10%

喫煙、生活習慣
などの
環境的要因　30%

遺伝子の
突然変異などの
偶発的要因
60〜65%

がんの原因は
偶発が
60%以上

環境要因では感染やタバコの影響が大きい

	0	2	4	6	8	10	12	14	16	18
感染									16.6%	
喫煙								15.2%		
飲酒			6.2%							
塩分摂取	2.4%									
運動不足	1.3%									
大気汚染	1.2%									
食物繊維不足	1%									
過体重	0.7%									
受動喫煙	0.5%									
野菜摂取不足	0.2%									
ホルモン剤使用	0.2%									
果物摂取不足	0.1%									

出典：Global Health & Medicine. 2022; 4 (1)：26−36.（国立がん研究センター資料）

遺伝子の突然変異によってがんが発症するのが6割。3割は環境によるもので、そのうちタバコによる要因が科学的に明らかになっている。

偶然が6割以上も関係しているということは、「食生活が悪かった」とか、「お酒を飲みすぎたりしたから、がんになった」とか、「うちはがん家系だから」とか、簡単にはいえないわけですね。

 その通りです。そもそも「なぜ私は、がんになったのでしょうか？」という**質問の奥底にあるのは**、「自分が悪いことをしたから、がんになったのではないか」という、**自分を責める気持ちですね**。でも、タバコも吸わなければ、お酒も飲まない、食生活や運動にも気をつけている、がん検診もマメに受けている、がんで亡くなった親族もいない、そういった方でもがんになる人はたくさんいます。ですから、「がんになったのは、過去の行いが悪かったからだ」と、自分を責め立てる必要はまったくないのですよ。

 自分が悪いことをしたからがんになったのでもなければ、誰かのせいでがんになったわけでもないのですね。

 がんのショックで、原因探しを始め、自分を含めた誰かのせいにしたり、何かのせいにしたりするという気持ちはわかります。でもそれは、かえって自分を落ち込ませるだけなんですね。日本人には「因果応報」という考えが根強いためか、どうしても病気の原因を自分の過去のせいにしがちです。また、がんになると、周囲からもそうした偏見の目で見られているように感じて、がんになったことを隠す人も少なくありません。でも、がんは偶然に発症する確率が高い病気です。**過去とはほとんど無関係なのです。**

 そうなのですか！ では、環境的要因としては、主にどんなものがあるのですか？

 タバコですね。タバコが原因で起こるがんはとても多く、肺がん、食道がん、口腔がん、咽頭がん、喉頭がん、胃がんなどがあります。喫煙期間が長ければ長いほど、肺がんのリスクは高まります。今

からでも禁煙すれば、肺がんのリスクは下がるとされています。お酒も多量に飲むと、肝臓がんを引き起こすリスクを高めますね。

表の環境要因の中で最も多い「感染」というのは何ですか？

日本人のがんの原因の約20％を感染が占めると推計されています。B型やC型の肝炎ウイルスによる肝がん、ヒトパピローマウイルス（HPV）による子宮頸がん、ヘリコバクター・ピロリ（H. pylori）による胃がんなどがその大半を占めます。野菜不足をがんの原因にあげる人がよくいますが、**野菜を食べないからといって、それだけでがんになる人はほとんどいませんよ**。ストレスもがんの原因に大きく影響しているとはいえません。**ストレスががんの原因になるという科学的根拠は、一致した結果はないのです**。一部の研究のみ関連があるとしています。

遺伝はどうでしょう。「がん家系」というのは本当にあるのですか？

たしかに、乳がんや卵巣がん、大腸がんの一部など、遺伝的要因で起こるがんはあることはあるのですが、**発生確率としてはとても少ないのが実状です**。ですから、自分の親族にがんが多いからがん家系、遺伝だと一概にいえないのです。もしかしたら、高齢化するほどがんが増えていくので、**何となく親族にがんが多いように感じてしまう**のかもしれませんね。

そうなんだ！　**「がんは生活習慣病」ではない**のですね‼

「生活習慣病」という言葉をやめてほしいと思っています。もし、生活習慣について言うなら、「一部の生活習慣が原因となって発症する確率が高まるがんもある」というのが正しい表現です。タバコ以外の要因で、過去の生活習慣やストレスでがんになったと自分を責めることはしなくてよいと思います。

医師が宣告する余命は 当たらない確率が高い

CHECK!

- ☑ がん専門病院でも余命が当たる確率は 1/3
- ☑ 5年生存率も、1つの目安ととらえる

 がんだと確定診断されたときに気になることの1つとして、いわゆる余命があると思います。

 医師が告げる余命は、当たらない確率のほうが断然高いんですよ。

 えっ、そうなんですか。では、お医者さんから余命を宣告されても信じなくていいんですか？

 がん患者さんの余命に関する研究はたくさんありますが、**余命には医学的根拠がないというエビデンスがある**のです。私自身もかつて勤務していたがんの専門病院で調査をしたことがありますが、余命が一致したのは33～36%でした。つまり、**3割程度しか当たらないということです**。この程度の確率しかないのに余命宣告を行うことは大きな問題であって、できれば医師による余命宣告は即刻やめてほしいと、私は思っています。

 そうなんですね。では5年生存率についてはどうですか？

 生存率は過去の数字からのデータですから、**こちらもあくまで目安として受け止めていただきたい**ですね。自分が当てはまるかどうかは、1人ひとりのがんの状態にもよるのでわからないのですよ。

「余命」が当たる確率は3割程度しかない

国立がん研究センターで進行したがん患者75名について医師が予測した余命が実際に的中したかどうかを調査した結果。余命の予測確率は、［一致］が3割しかなかった。

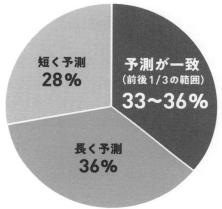

- 短く予測 **28%**
- 予測が一致（前後1/3の範囲）**33〜36%**
- 長く予測 **36%**

出典／T.K. Taniyama, N Katsumata et al. Curr Oncol. 2014 Apr, 21（2）：84-90

年々上昇している5年生存率。進行度によって差が大きい

全部位のがんの5年相対生存率（%）

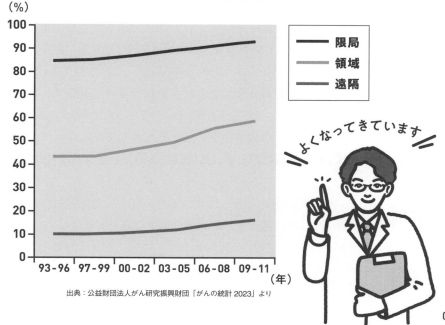

（%）

- 限局
- 領域
- 遠隔

93-96　97-99　00-02　03-05　06-08　09-11（年）

よくなってきています

出典：公益財団法人がん研究振興財団「がんの統計 2023」より

確定診断から2週間はとくに気をつける

ショックが長引いて 苦しいときは迷わず相談を

☑ 衝撃～不安定～適応と激しく心が揺れ動く
☑ 確定診断後、2週間はとくに注意が必要
☑ 患者も家族も苦しいときは専門家に相談

がんになった患者さんの手記などを読んでいてもそうですが、がんと診断されると、ほとんどの人は激しい衝撃や混乱に見舞われています。治療が進歩して、もはや「がん＝不治の病」ではないとわかってはいても、やはり心のどこかに「がん＝死」というイメージがあるからでしょうか？

がんと告知された瞬間は、どなたも強いショックを受けて、何も考えられない状態になってしまいます。 患者さんがよくおっしゃるのは「頭の中が真っ白になった」とか、「医者の話がまったく頭に入らなかった」という状態です。それから、「まさか自分ががんになるはずがない」、「きっと何かの間違いに違いない」と、**がんになったことを認めたくないという感情が起きてきます。** あるいは、「自分はどうなってしまうのだろう」、「これからどうすればいいのだろう」と、恐怖や不安に襲われたりします。これが、がんと**診断された直後におとずれる「衝撃」の時期**と呼ばれる状態です。

まさか自分ががんになるとは思ってもみなかったでしょうから、一種のパニック状態になっても不思議ではありませんね。

そうですね。そして、それに続いて、病気の進行や治療などに対する不安も生じ、**気分の落ち込み、ものごとに集中できない、眠**

がんによるストレスへの心の反応

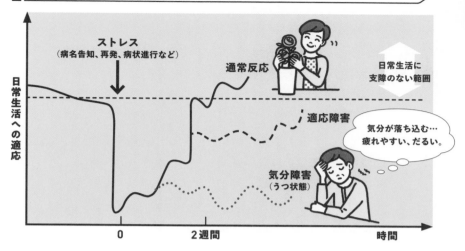

日常生活への適応

ストレス
（病名告知、再発、病状進行など）

通常反応

日常生活に
支障のない範囲

適応障害

気分が落ち込む…
疲れやすい、だるい。

気分障害
（うつ状態）

0　　　　　　2週間　　　　　　　　　時間

出典：国立がん研究センターがん情報サービス『患者必携　がんになったら手にとるガイド　普及新版』

れない、食欲がないなど、心身の症状が現れます。また、「どうして私ががんにならなくてはいけないのだ」といった怒り、「これまでの生活習慣が悪かったからがんになったのだ」と自分を責める気持ちや後悔、「なぜ、自分だけががんにならなくてはいけないのか」といった孤立感、「誰も自分の苦しみをわかってくれない」という疎外感などを感じることもあります。これが「抑うつ」や「不安定」と呼ばれる時期です。

つらいですね……。それは、どのくらい続くものですか？

人にもよりますが、だいたい1～2週間です。それから、一方につらい気持ちを抱えながらも、「落ち込んでばかりいられない」、「がんばって治療に取り組もう」と、立ち直りに向けた心の動きが出てきます。がんになった自分を受け入れたり、がんになったことで新たに生まれた状況に適応したりしながら、だんだんと日常生活に戻っていきます。これが「適応」と呼ばれる時期です。もちろん、個人差があって一概にはいえませんが、一般的にはこの3

つの時期を経て、2週間が過ぎたころから日常生活を取り戻すようになるといわれています。

ということは、がんと診断されてから、だいたい2週間くらいは心が激しく動揺したり、気分の落ち込みが見られたりする時期ということですね。

そうです。がんと診断、告知されたら、**直後の2週間はとくに気をつけなくてはいけない時期**です。残念なことですが、がんと診断された方の自殺率は、ほかの病気に比べてかなり高いというデータもあります。そして、人によっては2週間を過ぎても、不安や混乱、うつ状態などが続いて、日常生活がうまくいかないという方もいらっしゃいます。

そういう場合は、どうしたらいいんでしょうか？

2週間過ぎてもひどい気分の落ち込みが続くようなら、適応障害やうつ病などが疑われます。症状がひどくならないうちに対処したほうがいいので、まずは診察にあたっている医師などの医療スタッフに相談してください。そして**遠慮せずに、がんの患者さんのメンタルケアを専門とする精神腫瘍医や臨床心理士などの専門家のサポートを受ける**ようにしてください。次ページに主な症状のリストを掲載しています。また、こうした心の状態や適応障害は、がんの診断や告知の直後だけに見られるものではありません。たとえば、**がんが再発したり、転移の疑いがあったり、治療の効果が見られなくなってきたときなどに現れやすい**といわれています。

患者さん本人だけでなく、ご家族や周りの方もショックで落ち込んだりすることも多いのではないですか？

患者さんと同じように苦しむことから、**最近ではご家族も「第2**

こんな症状が続くときには迷わず心のケアを相談

- ☐ 考えたくないのに嫌なことを考えてしまう
- ☐ 冷や汗がひどい
- ☐ 眠れない
- ☐ そわそわして気持ちが落ち着かない
- ☐ 心配ごとが頭から離れない
- ☐ 怒りっぽい
- ☐ イライラする
- ☐ 集中できない
- ☐ いつも緊張してリラックスできない
- ☐ 気持ちが落ち込む
- ☐ 物事が決められない
- ☐ だるい
- ☐ 疲れやすい
- ☐ 食欲がない
- ☐ 自分を責めてしまう
- ☐ 生きるのが面倒になる

出典：国立がん研究センターがん情報サービス『患者必携　わたしの療養手帳〜がんと診断されてから治療が始まるまで』

の患者」として、ケアやサポートが治療として行われるようになっています。苦しいときやつらいときは我慢せずに、ぜひ医師や専門家、専門機関などに相談してほしいと思います。看護師に話してみるのもいいですよ。

励ましたい気持ちはよくわかります。
黙って話を聴くだけで励みになります

　がんになることは、患者さんはもちろんですが、そのご家族にとっても大変にショッキングなできごとです。これからどうなってしまうのか、患者さんと同様に不安や混乱に襲われます。患者さんにどんな態度で接すればいいのか、どんな言葉をかけてあげればいいのか、とまどうことも多いと思います。ただ、いくつか注意していただきたいことがあります。

　患者さんを励ましたいという気持ちから、つい「がんばって」と言ってしまうことがあります。この「がんばって」が、ときとして患者さんの重荷や負担になります。患者さんとしては、「こんなにがんばっているのに、何をこれ以上がんばれというのか」と、かえって傷つくこともあります。

　元気になってもらいたい一心から患者さんに「大丈夫だから」と声をかけることもありますが、これも患者さんによっては、「よくわかりもしないのに、安易に大丈夫などといってほしくない」と思われることもあります。黙って話を聴くことだけで、患者さんにとっては励みになります。

　また、患者さんの親戚などが、「がんに効くと聞いた」ということで、よくわからない健康食品や民間療法がすすめる薬草などを持ってきたり、送ってきたりするケースがあります。悪気がないとわかっているので、かえって困るという患者さんもいらっしゃいます。できれば、遠慮していただきたいと思います。

第 2 章

納得する治療を
受けるために

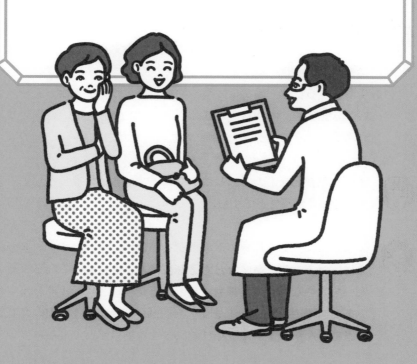

やり直しができないから
がん治療は最初が大事

- ☑ 診断や治療方針について納得いくまで話し合う
- ☑ 理想的なシェアード・ディシジョン・メイキング
- ☑ 自分の希望や大切なことをしっかり伝える

第1章ではがんの生存率が向上していること、がんと共存しながら生活しているがんサバイバーの方々が増えていることなどをうかがいました。がんの患者さんは、**誰もが「できるだけ納得して治療を受けたい」と思う**はずです。それを可能にするには、どんなことが大切なのでしょうか?

最初の治療がいちばん大事だということです。 がんの治療はやり直しができません。「あのとき、こうしておけばよかった」と思っても、あのときを取り戻すことはできないのです。そうならないようにするには、最初に診断や治療方針について医師とよく話し合うことです。わからないことや疑問などがあれば、遠慮せず、納得がいくまでじっくり医師にたずねてください。

医師に気がねをしたり、しつこく聞いては悪いと思ったりする必要はないということですね。

患者さんは、ある意味、治療に命をかけているわけです。**自分の命に関わることに遠慮などする必要はありません。** それが治療で悔いを残さないために最も大切なことです。また、よくわからないまま、「先生にお任せします」と医師に治療方針をゆだねてしまう患者さんがいますが、それでは後々も納得がいく治療を受ける

治療方針の意思決定は時代で変わってきた

医師が情報を持ち、医師が決めていた時代

オレが決める型

⬇

患者が情報をもらい、患者が決定していた時代

自己責任押しつけ型、松竹梅型

⬇

医師と患者が情報を共有し、決定も共有する時代

共有型（Shared Decision Making = SDM）

ことは難しくなります。

最近のがん治療では、お医者さんから選択肢を示され、どれにするか患者さんのほうで選ばなくてはいけないこともあると聞きました。患者さんの意思を尊重してくれるのはいいことだと思いますが、よくわからないことだらけから始まるわけですから、現実問題として患者さんにとっては難しいですよね。**あとで、「選んだのは自分だから」といわれても困ってしまいますね。**

そこで、最近、**がん医療にも導入されるようになってきたのが、「シェアード・ディシジョン・メイキング（Shared Decision Making ＝ SDM）」という考え方です。** これは、「患者さんと医師がよく話し合い、協同して治療に関する意思決定を行うプロセス」のことで、患者さんと医師が情報を共有し、さらに患者さんが決定した結果を医師も共有するというものです。これによって、治療の選択にあたって患者さんに自己責任を押しつけるのをやめようというわけです。

うーん、ムズカシイです。

 SDMを説明するには、まず「インフォームド・コンセント」について話さなくてはなりませんね。がんに限らず、病気の治療にあたっては、節目、節目で医師から患者さんに対して治療方針などについての説明があるのが一般的です。患者さんがそれに同意することで、実際の治療が行われます。いくら患者さんのためとはいえ、**医師が勝手に治療することはできないのです。この「説明と同意」のことをインフォームド・コンセントといいます。**

 インフォームド・コンセントという言葉は、耳にする機会があります。治療の進め方としては理想的なのですね？

 現実的にはそうとばかりはいえない側面もあります。現在のインフォームド・コンセントは、医師が患者さんに治療の選択肢を示し、それぞれについて一応、メリットとデメリットを説明して、どれにするかを**患者さん自身に決めさせるという松竹梅型がまだ主流です。**これは説明と同意ということから言えば理にかなっていて、いいインフォームド・コンセントと思われるかもしれませんが、**見方を変えると自己責任を患者さんに押しつけているともいえる**のです。

 たしかに患者さんからすると、自分で決めようにも、わからないというのが本音かもしれませんね。

 そこで出てきたのが、シェアード・ディシジョン・メイキングです。そもそもSDMは、インフォームド・コンセントとセットで導入されるべき概念でした。ですからSDMに基づくインフォームド・コンセントこそが、医療の現場で患者さんと医師が目指すべき理想形なのです。

理想的とは、どういう点がですか？

SDMの実際の進め方ですが、最初に医師が患者さんに病気や治療に関する選択肢を伝えます。これは治療の目的や治療法とそのリスク、患者さんにとってのメリットやデメリットなどの説明です。これを聞いて患者さんはわからないことを質問して、さらに治療に関する自分の希望を伝えます。それを受けて医師は再検討した治療方針の提案をし、またお互いに意見を交換していくのです。**ゴールは患者さんが納得して自分に必要な治療法の選択を行うこと。患者さんと医師がそれを共有できてはじめてSDMとなる**のです。

患者さんが納得し、満足して治療の意思決定を行い、それをお医者さんと共有するのがSDMということですね。**となると、患者さんのほうも自分の希望をしっかりお医者さんに伝えないといけませんね。**

それがとっても大切です。たとえば、咽頭がんや喉頭がんで、声を仕事としている方から手術で声帯を取り除くことがベストなのか、あるいはピアノなどの楽器演奏が趣味の方に、手や指がしびれる副作用がある抗がん剤を使うのが適切かどうかなど、よくよく考えなくてはなりません。抗がん剤の種類もたくさんありますから、そうした副作用を避ける治療法も可能になってきています。また、患者さんが何よりも大切にされている行事のようなものがあれば、できるだけそれに参加できるようにタイミングの調整も必要になります。そのためには、**治療のなるべく早い段階で、自分はこういう仕事しているとか、日々、こういうことを大切にしているということを積極的に医師に伝えていただければ**と思いますね。

現在のがん治療は チーム医療が基本

☑ 多くの専門家が参加して治療方針を決める
☑ 患者や家族もチームの一員

前項のシェアード・ディシジョン・メイキングの考え方を聞いてもわかりますが、これからのがん治療は患者さんとお医者さんがタッグを組んで取り組むものだということですね。

患者さんと主治医だけでなく、**もっと多くの専門家が参加して治療を進めるトータルな「チーム医療」になりつつあります**ね。

チーム医療！　どんな専門家の方々がいるのですか？

具体的には、右の図を参考にしてください。こうした専門家が1つのチームとして患者さんの診断を行ったり、治療方針を検討したりすることを「キャンサーボード」や「カンファレンス」といいます。

主治医と患者さんが話し合って進めるものだとばかり思っていましたが患者本人だけでなく、それを見守る家族もチームの一員として参加しているとは驚きです。

もちろんです。チーム医療をより良いものにしていくためには、患者さんやご家族の声がとても重要です。そして、**医療はどんどん新しくなっていますから、それぞれの専門家の知見を集約して治療法が決まっていく時代なのです。**

がんは専門職が連携するチーム医療

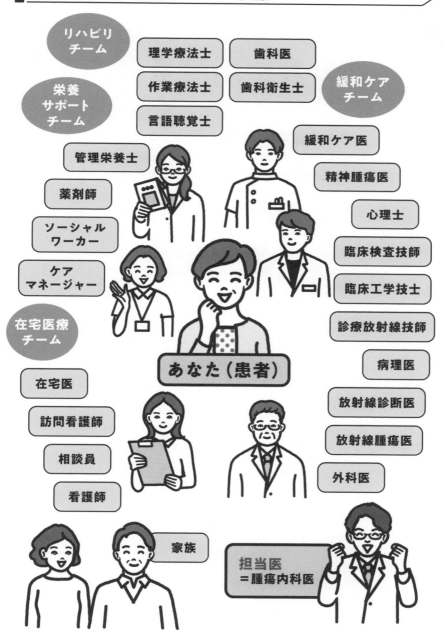

リハビリチーム

理学療法士　歯科医

栄養サポートチーム

作業療法士　歯科衛生士

言語聴覚士

緩和ケアチーム

管理栄養士

薬剤師

ソーシャルワーカー

ケアマネージャー

在宅医療チーム

在宅医

訪問看護師

相談員

看護師

緩和ケア医

精神腫瘍医

心理士

臨床検査技師

臨床工学技士

診療放射線技師

病理医

放射線診断医

放射線腫瘍医

外科医

あなた（患者）

家族

担当医＝腫瘍内科医

出典：国立がん研究センター　がん情報サービス

根拠に基づいた医療でより良い治療を目指す

CHECK!

- ☑ 世界共通の根拠を背景とした治療
- ☑ 良い人生を送るために治療する
- ☑ 「より良い」を決めるのは患者自身

43～45ページでシェアード・ディシジョン・メイキングについてお話ししましたが、何のためにそうした考え方が導入されるようになったのかといえば、**1人ひとりの患者さんにとっての最善な医療を追求するため**なんです。その基礎となっているのが、「エビデンス・ベースト・メディシン」と呼ばれる考え方です。「根拠に基づく医療」という意味ですが、英字の Evidence-Based Medicine の頭文字をとって、**EBMとも呼ばれています。**

それは、よくいわれるような医学的な根拠や科学的な根拠に基づく医療ということですか?

それだけではありません。右の図を見ていただきたいのですが、EBMは3つの要素から成り立っています。まずはおっしゃる通り、科学的データです。これは世界共通の厳しい臨床試験などを経て、専門家によって検証され、科学的に確立されたものをベースにして医療を行いましょうということです。

医師から患者さんに示される治療の選択肢も、そうしたしっかりした科学的根拠に基づいたものなんですね。

その通りです。次の要素としては、医療者の専門性があります。

根拠に基づく3つの要素が重なるのが最善の治療

医療者の専門性

科学的データ
（エビデンス）

手術、診察法、
コミュニケーション能力、
チーム医療

科学文献のデータ、
学会発表

患者の
希望と価値観

最善の治療

個人の尊重、
価値観、
生活の質

価値観とはあなたが大切にしたいことや楽しみにしていること

・家族と普通の生活がしたい

・カラオケが楽しみ

・趣味の楽器演奏を続けたい

・婚約者と結婚式を挙げたい

・世界一周旅行に行きたい

・働き続けたいので、通院で治療してほしい　など

出典：『EVIDENCE-BASED MEDICINE : How to Practice and Teach EBM (2nd ed.)』を参考に日本語訳にして作成

第2章 納得する治療を受けるために

これは手術や抗がん剤治療・放射線治療などの専門的技術、診察の能力、患者さんとのコミュニケーション能力など、**いわゆる医療側の専門的能力や技術に関するもの**です。

 47ページにあった、多くの専門家で構成されるチーム医療なども、ここに含まれるのですか？

 そうです。そして最後になりますが、この3要素の中で最も重要なのが、患者さんの希望や価値観です。これは**患者さん個人の生き方や考え方の尊重**です。治療を受けながら生きていくうえで大切にしているもの、つまり、患者さんにとってのクオリティ・オブ・ライフ（QOL）、**いわゆる生活の質や人生の質を上げることを、治療では最大限、重視する**ということです。

 なぜ患者さんの価値観が、EBMで最も重要なのですか？　がんの治療ということでは、科学的データの裏付けや、お医者さんの専門性のほうが大事なように思えるのですが……。

 何のためにがんの治療をするのか、そこに大きく関わってくることだからです。そもそも、**がんの治療は治療すること自体が目的ではありません**。これから良い人生を送るために治療するのであって、治療は1つの手段ではあっても目的ではありません。もし、人生を台無しにするような治療なら、本末転倒。でも、がんの治療には、ともするとそうなる可能性があるんですね。だからこそ、**その治療によって自分が幸せになるかどうか、患者さんがきちんと考えるということが大切**なんですよ。

 たしかに何が幸せかは、人によって違いますね。治療はそれに合わせたものにすべきということですね。

 幸福の価値観は、個人個人、みんな違います。それを無視して、

がんだからといって一律の治療をしていいわけはありませんね。ですから、何のために治療をするのかを考えるうえで、患者さんの希望や価値観が最も重要な要素になってくるのです。

となると、患者さんが心の中で考えているだけでは実現できませんね。医師をはじめとするチーム医療のみんなに共有する必要がありますが、それもまたハードルが高いですね。

シェアード・ディシジョン・メイキングが本当に目指すものは、そうした共有なんです。ですから、自分の希望や人生で大切にしていることを、治療にあたる医師に最初に伝えて、共有することが大事です。本来は医師のほうからたずねるべきなのでしょうが、**医師は患者さんの背景などはあまり聞きませんね。だから患者さんのほうから伝えたほうがいい**と思いますよ。

自分がどんな時間を大事にしているのか、**たとえば仕事は続けたいとか、たまには旅行に出かけたいとか、手芸や細かい作業が好きとか、そういうことを医師に伝えていく**ということでしょうか？

そうです。がんの治療は長く続くものだから、医師の側からの一方通行ではなく、患者さんとの間の双方向のコミュニケーションに基づいて行われるのが理想なんです。

なるほど。しかしそうであれば、がんの進行具合によって、QOLにつながるものが変わっていくこともありえますよね。状況に応じて、大事にしたい優先順位のようなものを、つどつど、伝えていくということですか？

その通りです。ですから、**やりたいことのリスト**などを作っておくことも良いことと思います。

医師との上手な
コミュニケーションとは

- ☑ **相談する時間を取ってもらえるよう頼む**
- ☑ **ベテランの看護師などを味方にする**
- ☑ **医師の本音を引き出すキラーワード**

がんの治療では、医師との良好なコミュニケーションが欠かせないのがよくわかりました。でも、忙しそうなお医者さんを見ていると、声もかけづらくて、現実的には難しいと感じてしまいます。病気や治療のことでもっと聞きたいことがあるとき、患者からどんなアプローチをすればよいのでしょうか？

たしかに病院の勤務医などはかなり忙しいのですが、少しでも医師に質問や相談の時間をさいてもらうためには、まず**「相談する時間をつくってくれませんか？」と、直接たずねてみるのがいい**と思いますよ。その際は、**診察の順番を最後に回してもらうとか、別な日に診察してもらうとか**、患者さんのほうから提案してみてはどうでしょうか。また、質問したいことを紙に書いておき、それを診察の最初に渡して、答えてもらうというのもいいですね。その場で医師の話を録音させてもらえたら、あとで聞き返せますから、医師との時間を有効に使う方法にもなります。

患者の側にも工夫は必要ですね。それでもコミュニケーションが取りにくいお医者さんの場合はどうしたらいいでしょうか？

どうしても直接、医師に聞きにくいというときは、医師以外の医療スタッフに仲介してもらったり、相談したりするのがいいと思

主治医の本音を引き出すキラーワード

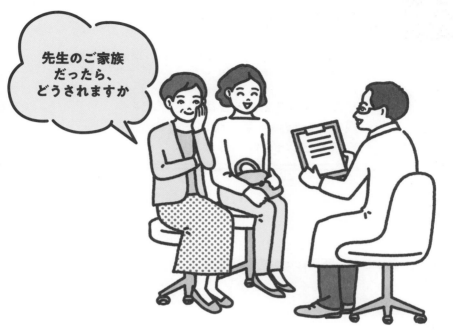

先生のご家族
だったら、
どうされますか

いFRです。たとえば、**ベテランの看護師さんなどと仲よくなって、うまく取り計らってもらうのも1つの方法**です。

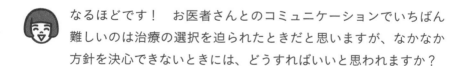

なるほどです！　お医者さんとのコミュニケーションでいちばん難しいのは治療の選択を迫られたときだと思いますが、なかなか方針を決心できないときには、どうすればいいと思われますか？

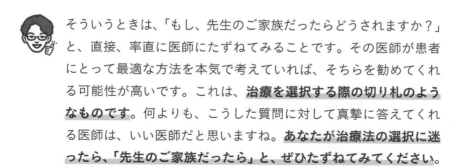

そういうときは、「もし、先生のご家族だったらどうされますか？」と、直接、率直に医師にたずねてみることです。その医師が患者にとって最適な方法を本気で考えていれば、そちらを勧めてくれる可能性が高いです。これは、**治療を選択する際の切り札のようなものです**。何よりも、こうした質問に対して真摯に答えてくれる医師は、いい医師だと思いますね。**あなたが治療法の選択に迷ったら、「先生のご家族だったら」と、ぜひたずねてみてください。**

確定診断を受けた病院で治療する決まりはない

☑ **どこで治療を受けるかは患者が決める**
☑ **患者には病院を選ぶ権利がある**
☑ **転院したいときは医師に相談**

長い検査期間を経てがんと確定診断を受けた病院ではなく、治療から別の病院に転院するのはアリなんでしょうか？

必ずしも診断された病院で治療を受けなくてもいいですよ。病院を決めるのはあくまでも患者さん。決まりはありません。

そうなんですね。とはいえ、検査期間が長いこともあって、医師に失礼ではないかとか、言い出しにくいところはありますね。

そんなことで悩む必要はありませんよ。どの患者さんにも安全で質の高い治療を受ける権利があって、医師など医療の担い手にはそれを提供する義務があります。**日本は国民皆保険制度で、医療機関を自由に選べるフリーアクセスが特徴です。**紹介状がなくても費用負担すれば原則的にはどこの病院でも診てもらえます。

実際にほかの病院に移りたい場合は、どうすればいいですか？

遠慮せずに診断してもらった医師に伝えて、自分のがんの種類や病状に合った病院や専門医についてのアドバイスを求めたり、紹介してもらったりすればいいと思います。自分が納得のいく病院で治療を受けることが何よりも大事なことですよ。

「国民皆保険制度」の4つの特徴

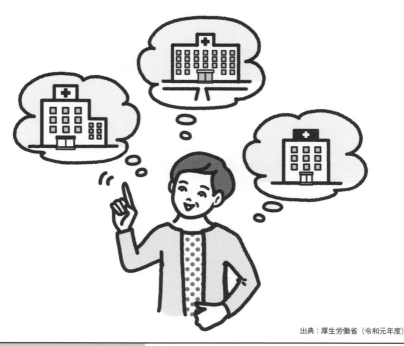

出典：厚生労働省（令和元年度）

1 国民全員を 公的医療保険で保障	全員が保険料を支払うことでお互いの医療費を負担。そのため、通院回数が多い人や入院や手術で高額な医療費がかかる人でも、定められた自己負担の割合で医療を受けられる。
2 医療機関を 自由に選べる （フリーアクセス）	患者が医療機関を自由に選び、必要なサービスを受けられるフリーアクセスは日本の医療制度の特徴の1つ。病院の規模や診察料を問わず、自由に受診できる。大病院であっても、特別料金を支払えば紹介状なしでも受診可能。
3 安い医療費負担で 高度な医療	医療費の7割は公的医療保険でカバーされる。75歳以上なら自己負担は1割に。さらに高額療養費制度もある。
4 社会保険方式を 基本としつつ、 皆保険を維持するため、 公費を投入	国民皆保険を維持するために、公費が投入されている。 ● 公費（国庫、地方）：38.3％ ● 保険料（事業主、被保険者）：49.4％ ● 自己負担など：11.7％

診断や治療方針について確認したいとき

セカンドオピニオンで 別の医師に意見を聞く

☑ まずはファーストオピニオンをしっかり聞く
☑ ためらわずにセカンドオピニオンを求める
☑ セカンドオピニオンは確定診断の直後に

がんの治療を始めるときに、主治医に提案された治療法が本当にベストなのか、別の先生ならどう考えるだろうかなど、意見を聞いてみたいと思ったときはどうすればいいでしょうか?

診断や治療方針などについて、最初に医師から言われる説明を「ファーストオピニオン」といいます。それに対して別の医師から聞いた2番めの意見が「セカンドオピニオン」。ファーストオピニオンに納得がいかない、別の医師の意見も聞いてみたいと思ったら、**ためらわずにセカンドオピニオンを求めることをお勧めします**。セカンドオピニオンの基本的な流れについては、右の図を参考にしてください。なお、セカンドオピニオンは**健康保険がきかない自費診療になります**。だいたい3万～5万円が相場といったところです。

でも、主治医の機嫌をそこねるのではないかとか、気が引けるといった、遠慮する気持ちにもなりがちです。

今はセカンドオピニオンを受けたいと言われたら、医師は拒否しないことが一般的ですね。むしろ、**セカンドオピニオンを受けることに積極的に協力してくれる医師のほうが、ファーストオピニオンで正しい見立てをしている**ように思いますよ。

セカンドオピニオンの流れ

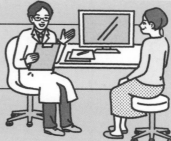

今の主治医の診断と治療方針
（ファーストオピニオン）を
しっかり聞いて理解する

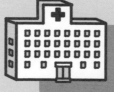

セカンドオピニオンを
受けることを決めて
病院を決定

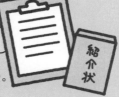

主治医に伝える

受診の準備のために、
主治医に紹介状や検査結果をもらう。

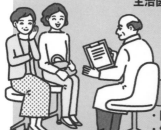

セカンドオピニオンの当日

・医師に伝えたいことや聞きたいことをまとめておく。
・信頼できる人に同行してもらう。

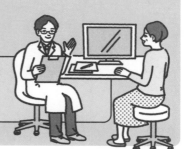

主治医にセカンドオピニオンの
内容を伝え、治療方針を決定。
納得できなければ転院も検討

ではセカンドオピニオンを求めるときに、とくに気をつけなくてはいけないことは何でしょうか?

そもそもセカンドオピニオンはファーストオピニオンに納得がいかないときに求めるのが理想的です。そのためには、**まずは現在、診察を受けている医師のファーストオピニオンをしっかり聞くことが大事**ですね。そのうえで納得がいかないときに、今の治療方針で合っているのかを確認するのがセカンドオピニオンです。**転院するための情報集めとは違うということですね。**

あくまでも、「ファーストオピニオンありき」なのですね。

私自身もよくセカンドオピニオンを求められるのですが、いらっしゃる患者さんの多くが、そもそもファーストオピニオンをよく聞いていないということがありますね。「この話は主治医の先生からお聞きになっていると思いますが……」とたずねると、「いや、聞いていません」と答える方が少なくありません。でも、主治医からの紹介状にはきちんと書かれているのですよ。

ファーストオピニオンをしっかり聞いて理解していれば、セカンドオピニオンを求める必要がなかったケースも現実的にはかなりあるということですね。

セカンドオピニオンを求めたケースの約8割は、結果的にファーストオピニオンが妥当だったというデータもあります。

そうですか。しかし、もし、ファーストオピニオンとセカンドオピニオンで意見が違った場合は、病院や医師を替えてもいいのでしょうか?

まずは、セカンドオピニオンをお願いした医師に今後の治療につ

いてよく聞いてください。そのうえで納得できたら、医師や病院を替えるのもいいと思います。ただ、**がんの治療開始には時間との勝負という側面もあります。むやみに多くのセカンドオピニオンを求めたり、病院探しのようになってしまうことは絶対に避けたいですね。**

そうですね。では、セカンドオピニオンを求めるのによいタイミングはありますか？

がん治療でいちばん大事なのは、確定診断を含めた最初の治療の段階です。ですから、**セカンドオピニオンを受けたいなら、確定診断を受けたすぐあとに求めるのが、タイミングとしてベター**とされています。実際にはがんが再発したあとや治療が行き詰まってからセカンドオピニオンを求める人が多いのですが、本当にセカンドオピニオンが有効なのは、確定診断のすぐあとです。

どういったお医者さんにセカンドオピニオンを求めればいいのでしょうか？

ファーストオピニオンの医師と同等か、それ以上の専門性を持った医師に求めることが望ましいと言えます。**どこでそれを探すかですが、1つの基準として、61ページで紹介しているがん診療連携拠点病院や、がん治療で実績がある病院ですね。**

患者本人が行けないときに、家族だけでセカンドオピニオンを聞きに行くということはできますか？

できます。でも、できれば患者さん本人が一緒に行ったほうがいいですね。やはり本人がしっかり話を聞いて、納得することが大事だからです。本人が行けなかった場合は、あとでその結果を直接知らせて、本人の判断を仰ぐことを忘れないでください。

2-7

病院選びのチェックポイント

がん診療連携拠点病院や 腫瘍内科医の存在を目安に

CHECK!

- ☑ 都道府県ごとにがん診療連携拠点病院がある
- ☑ できれば腫瘍内科医がいる病院を選ぶ
- ☑ 今後の治療も考えて通いやすさも重要

 納得してがんの治療を受けるためには、病院選びも大切なポイントの1つだと思います。どういったことに気をつければいいのでしょうか?

 病院選びについては、よく聞かれることです。さまざまな要因がからんでくるため、これが正解というものはありませんが、**1つの目安となるのが「がん診療連携拠点病院」です。**

 セカンドオピニオンのところでも登場してきたものですね。いったい、どういった病院なのでしょうか?

 全国どこに住んでいても質の高いがん医療が受けられることを目的に、**国が都道府県ごとに整備しているのが、がん診療連携拠点病院です**。現在、全国で456か所の病院ががん診療連携拠点病院に指定されています。

 がん診療連携拠点病院であれば、どこでも同じようながんの治療を受けられるのですか?

 原則としては、そういうことです。ただし、がん診療連携拠点病院であっても、がんの種類によっては診療ができるものとできな

がん診療連携拠点病院は全国に456か所

全国どこでも質の高いがん医療を受けることができるよう、
国によって指定された病院が「がん診療連携拠点病院」。
https://hospdb.ganjoho.jp/kyoten/kyotensearch

- ・都道府県がん診療連携拠点病院：51か所
- ・地域がん診療連携拠点病院：357か所
- ・特定領域がん診療連携拠点病院 1 か所
- ・地域がん診療病院 47 か所

がん診療連携拠点病院には、がんに関する相談窓口である「がん相談支援
センター」も設置。

いものがあります。**国立がん研究センターが運営するウェブサイ
ト「がん情報サービス」などで全国のがん診療連携拠点病院や診
療実績、それぞれの病院で対応できるがんの種類などを調べるこ
とができる**ので参考にしてください。

比較的規模が大きくて、がん治療でよく名前が出てくるような病
院であっても、がん診療連携拠点病院に指定されていないところ
があります。それは、どういうわけでしょう？

がん診療連携拠点病院は、2次医療圏（複数の市町村を1単位と
する地域区分）ごとに1か所置くというのが原則となっているか
らです。そのため、大都市にあるようながん治療で実績のある病
院であっても、必ずしもがん診療連携拠点病院に指定されるわけ
ではありません。**指定されていない病院であっても、医師の話を
聞いて、提案された治療方針などに納得できるようであれば、そ
うした病院で治療を受けることに問題はないでしょう。**

そのほかに、どんなポイントがありますか？

これはぜひともチェックしておいてほしいポイントですが、**「腫瘍内科医」という専門医が在籍している病院を選んだほうがいいと思います。**

 腫瘍内科医、ですか。あまり聞き慣れないのですが……。

 現在は「がん薬物療法専門医」という呼び方をされることが多いのですが、近いうちに「腫瘍内科専門医」という名称に変わる予定です。腫瘍内科医は抗がん剤治療のエキスパートなのですが、**それだけでなく、がんの診断から治療までをも総合的にマネージメントできるがんの専門医です。**日本では抗がん剤治療も外科医が行っているところが多いですが、外科医は手術の専門家です。がんは医療の進化が早く、専門分化も進んでいます。欧米では50年ほど前から腫瘍内科の専門医制度が確立されていて、がんの診療は全体をトータルで診断できる腫瘍内科医が中心となって行うのが常識となっています。

 日本では、まだ腫瘍内科医は定着していないのですね。

 いかんせん、まだまだ腫瘍内科医が少ないのが現状です。比較年度が異なりますが、アメリカの1/10にも満たない程度です。がん診療連携拠点病院であっても、腫瘍内科医がいないところもあります。**腫瘍内科医を探すなら、「日本臨床腫瘍学会」のウェブサイト https://www.jsmo.or.jp に、がん薬物療法専門医として名前が掲載されています。**

 ところで治療に通うことを考えると、評判の良い病院であっても、あまり遠くにあるのは大変かなと思います。

 そうですね。通いやすさは病院選びの大切なポイントです。現在のがん治療は、手術でがんを取り除いたらそれで終わりというわ

けではありません。術後に、再発を防ぐための抗がん剤治療や放射線治療などの術後治療が続くことがありますし、そうした治療は、通院で行われることが普通になってきています。また、最初の治療から数年は、経過を観察するために診察や検査を受けることが多いものです。そうしたことを考えても、**通いやすさというのは重要なことですね。**

自分で病院を探すという患者さんの中には、雑誌や書籍などに掲載されている、いわゆる「病院ランキング」のようなものを参考にする人も少なくないと思います。そのことについては、どう思われますか？

そうしたランキングの基準になっているのは、主に症例数や手術件数などですが、数が多ければ治療成績がよいとは限りません。どんな病状の患者さんを治療したのか、実際に手術を行ったのは誰なのかなどによっても成績に違いが出てきます。また、ランキング上位の病院で治療を受けようと思っても、患者さんが多くて手術などはかなり待たされることもありますから、それだけ治療が遅れてしまうことにもなりかねません。**根拠のあやふやなランキング本などをアテにするよりは、まずはお近くのがん診療連携拠点病院などに行かれることをお勧めします。**

2-8

わからないことがあったときの相談先

がん相談支援センターや ピアサポートについて

☑ **がん相談支援センターを上手に活用するには**
☑ **がんの体験者に相談できるピアサポート**

 納得のいく治療を受けるには、がんという病気や治療法などについてよく知っておくのがいいと思いますが、医師以外に相談できるところでお勧めはありますか？

 全国各地で身近にあるところでいうと、**がん診療連携拠点病院などに設置されている「がん相談支援センター」に相談するのが1つの方法です**。がん相談支援センターには、がんに詳しい看護師さんや療養生活全般について相談できるソーシャルワーカーなどがいて、さまざまな相談に乗ってくれます。**その病院にかかっていない人でも相談ができますし、ご家族の方でも利用できます。** しかも、利用は無料です。

 NPOや患者会も盛んに活動されていると聞きます。

 患者さん同士で支え合うことは、すばらしいことだと思います。**そうした試みの1つが「ピアサポート」です**。ピアサポートを導入している医療機関も増えてきています。ピアとは仲間という意味の英語です。相談者の声を「よく聞き」「ともに考える」がモットーで、医療的な判断は決して行わないのが鉄則ですが、**がんについて、治療や療養のさまざまな悩みや不安を語り合う患者サロンとして全国で増えつつありますよ。**

ピアサポートで相談してみる

ピア（Peer）とは、仲間、同等という意味の英語。がん体験者が、がん患者とその家族をサポートする取り組み。医療的な判断やアドバイスをしないことが鉄則だが、家族や職場への伝え方から再発の不安などまで、家族や医療者に話しにくいことも、共感しながら分かち合える。

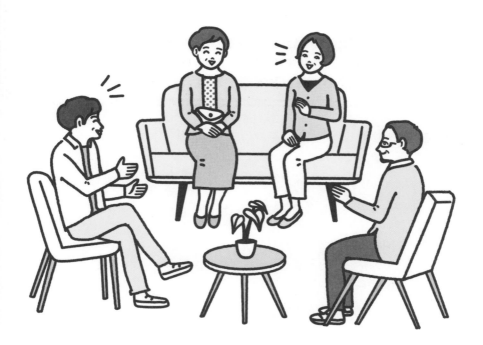

がん相談支援センターには、家族だけでも相談に行ける

- 全国のがん診療連携拠点病院に設置されている。
- 院内・院外、患者・家族を問わず、必要なら匿名でも相談が可能。
- 利用は無料。
- 医師、看護師からは中立の立場で説明と橋渡しを行っている。

最初の治療が肝心だから決断を早まらない

- ☑ 検査に時間がかかるのはがんを見極めるため
- ☑ 2、3週間で急にがんが進行することは少ない
- ☑ 病院のブランド信仰で手遅れにならないように

 病気に関してよく聞かれるのが「早期発見・早期治療」という言葉です。そのため、がんだとわかったら、すぐにでも治療を始めなくては間に合わないのではないかと不安になります。

 たしかに胃がん、大腸がん、肺がん、子宮頸がん、乳がんの5つに関しては、早期に発見して、早期に治療を始めれば、治癒につながる可能性が高まります。

 でも、実際にがんの疑いから精密検査を経て、確定診断にいたるまでには2週間から1か月近くかかるわけですよね。そこから入院や手術などを行うまでにはさらに時間がかかり……。となると、**その間にがんが進行してしまうのではないかと気が気でなくなる**のではないですか？

 そうですね。しかし、がんの治療を受けるうえで大事なことは、とにかく「焦らない」ことなんですよ。ある意味仕方のないことかもしれませんが、多くの患者さんはがんだと診断されると、一刻も早く治療を始めないと手遅れになってしまうと思い込む方が多いです。**その結果、医師から勧められるままに手術などに突っ走ってしまいがちです。**

えっ、いけないのですか？

何度も言いますが、がんの治療で大事なのは最初の診断や治療です。確定診断にある程度時間がかかるのも、そこでしっかりがんを見極めようという狙いがあるからです。そのうえで治療方針を立て、実際の治療に向かうのが理想です。一部の急速に進行するがんを除き、多くの場合、**がんは発見されるほどの大きさになるまで数年かかるといわれています。発見されたからといって、2、3週間の間にいきなり手遅れになるということは、通常あまり考えられません**。ですから、とにかく焦らないことです。

納得がいく治療を受けるために、セカンドオピニオンやお医者さんとの間のシェアード・ディシジョン・メイキングなどには、時間をかけたほうがいいわけですね。

はい、ぜひそうしてください。ただし、注意してほしいのは、セカンドオピニオンやサードオピニオンに時間をとられすぎてしまうと、本格的な治療を始めるのがむやみに遅れてしまうということです。たしかにがんの状態によっては、すぐに治療を始めたほうがいい場合もあります。**いつまでに判断しなくてはならないという明確な基準**はありませんが、その点はきちんと主治医なり、セカンドオピニオンを求めた**医師なりに最初に確認すべき**です。

治療を始めるタイミングが遅くなってしまうということでは、病院に対するブランド信仰のようなもので、絶対にあの病院でなくてはならないとこだわって待っている人も多いと聞きます。

いらっしゃいますね。しかし名前の知られた専門病院などでは、治療が始まるまで**長く待たされるのが常態化**しています。その間に、がんが進行してしまったというケースもないわけではないので、**むやみに病院の名前にこだわるのは得策ではないと思います**。

友人からがんと打ち明けられたら、
ただ話を聞き、今まで通りに接する

　親しい友人や知り合いから、がんになったと打ち明けられたけれど、何と言っていいかわからなかったと悩む人がいます。打ち明けられたほうも、相当つらいと思います。だから、黙って聞くしかなかったのでしょう。でも、それでいいと思います。

　人の話に静かに耳を傾けることを「傾聴」といいますが、そこで大切なことは、相手に寄り添い、共感しながら話を聞くことです。それによって相手は自分の話が受け入れてもらえていると安心できるし、波立っていた心が落ち着きます。

　簡単なようでいて難しいのが、この「聞くだけ」です。人は話を聞きながら、ついアドバイスしたり、意見したりしてしまいます。がんだと打ち明けられて、聞きかじりの情報で治療について忠告やアドバイスをする人がいますが、医師でもないのですから、本来はしなくてもいいことです。打ち明けたほうも、アドバイスや指示がほしくて話したわけではないと思います。

　がんだと打ち明けられて、何を言っていいかわからないという理由で、つい疎遠になってしまう人もいます。また、腫れものに触るように接する人もいます。でも、がんになった患者さんがいちばん望むことは、今まで通りに普通に接してほしいということです。相手も、この人ならと思って打ち明けてくれたのではないでしょうか。そう信じて、がんになった友人を見守ってあげてほしいと思います。

第 **3** 章

標準治療が世界的に 最善で一流の治療法

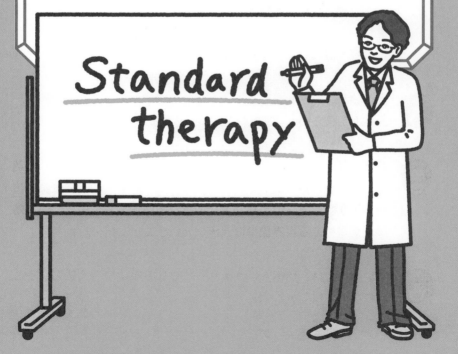

最も効果が期待できるのは 保険適用の「標準治療」

- ☑ 全世界で認められた最善の治療が標準治療
- ☑ 科学的根拠のあるゴールデン・スタンダード
- ☑ 根拠があるから保険の適用になっている

 治療開始に向けて、診断結果をもとに医師から治療法が提示されると思いますが、がんは情報が多すぎて何が最善なのか、困惑しそうです。治療法を選ぶ基準などはあるのでしょうか？

 世の中には、がんの治療法と称するものが数えきれないほどありますね。その中には医学的に真っ当なものから、まったくのインチキまで、さまざまなものが混在しています。そうした中から患者さん**1人ひとりに合った最適な治療法として、保険が適用される「標準治療」を必ず受けてください**。

 標準治療？　それは、どのようなものですか？　普通の治療、一般的な治療というニュアンスが感じられますが……。

 標準治療とは、しっかりとした「科学的根拠（エビデンス）」に基づいた、現時点で患者さんが受けられる「最善」で「最良」の治療法です。つまり、現在利用できるがんの治療法の中で、**最も効果が期待できる世界標準の治療法ということになります**。

 ということは、標準というよりも、むしろ最高の治療法ということになりませんか？

世界的に最善と認められた治療が「標準治療」

標準治療は保険適用

- 手術
- 放射線治療
- 薬物療法
  - ・化学療法
  - ・分子標的薬
  - ・免疫療法
  - ・ホルモン療法
- 緩和ケア

未承認治療は科学的な有効性の裏づけが乏しい

治験・臨床試験	＊成功率 3〜36 %
先進医療	＊成功率 6 %
代替療法（自由診療・民間療法）	＊成功率 0.0 %

ビタミンC／免疫細胞療法／がんワクチン
食事療法／漢方薬／サプリメント／ヨガなど
＊成功率：有効性が証明されて、標準治療になる確率

そう言ってもかまいません。**問題は、標準という言葉に対する誤解です。**標準と聞くと、私たち日本人は、「ありきたりな」「大したことがない」「並みの」「通常の」「必要最低限の」といったイメージを持つ人が多いと思います。しかし、標準治療とは、英語の「スタンダード・セラピー」を単純に日本語訳したものです。英語のスタンダードには標準という意味以外に、「模範的な」「一流の」「権威ある」という意味があります。**ですから本来のスタンダード・セラピーには、「誰もが模範にするべき一流の治療」という意味**が込められています。

その標準治療は、誰が、どのように決めているのですか?

 標準治療は基礎研究やハードルの高い臨床試験から得られた結果を、世界のがんの専門家たちが集まって徹底的に調べ、検証し、その有効性や安全性を確認した信頼度のきわめて高い治療法です。たとえば、がんの**新薬として実際に標準治療で採用されるのは、1万個の新薬候補の中でもたった1個、わずか0.01%しかありません。薬に限りませんが、標準治療はそれだけ高く厳しいハードルをクリアしたもの**ということになります。スポーツの世界にたとえるなら、オリンピックで金メダルを獲得するようなスーパーアスリート級の治療が標準治療なのです。

 そこまですばらしい治療法だと、治療費もかなり高額になるのではないですか?

 たしかに、がんの治療費は安くはありません。最新の抗がん剤などの中には、とても高額なものもあります。しかし、幸いなことに**日本では標準治療に対して、健康保険が適用されることになっています。** そのままではとても高額になってしまうがんの治療費も、標準治療として保険が適用されることで、患者さんの金銭的な負担が軽減されるようになっています。これは世界に誇るべき日本のすばらしい医療制度の1つです。保険適用である標準治療こそが、最善・最良のがん治療です。ですから、**がんの治療法を選ぶにあたっては、ぜひとも保険が適用される標準治療を選んでほしいと思います。**

 逆に言うと、保険がきかない、いわゆる自由診療や自費診療のようなものは、標準治療ではないということですか?

 その通りです。**自由診療はエビデンスに乏しい、まだ治療効果が確認されていない「未承認治療」ということになります。** 未承認

治療の種類については、71ページの図を参考にしてください。一般的に医師から提供される自由診療や非医療者から提供される民間療法は、代替療法に分類されます。なお、代替療法の中には、鍼灸や漢方薬など一部に保険適用になっているものもありますが、これはがん治療として効能をもっているのではなく、対症療法になります。

それでは、保険が適用される治療は、すべて標準治療ですか？

そこが難しいところなのですが、必ずしもそうではありません。標準治療は医療の進歩にともなって、その内容が変わっていきます。「彼は昔の彼ならず」ではありませんが、かつて標準治療だったものでも、現在では標準治療と見なされていないものもあります。それでも変わらずに保険適用として残っているものがあるのです。ですから、**提示された治療法が最新の標準治療なのかどうかは、必ず医師に確認したほうがいいでしょう。**

その標準治療なのですが、がんの治療を行っている病院なら、だいたいどこでも受けることができるのですか？

まずは、がんの確定診断を受けた病院で標準治療を受けられるかどうかを確認することをお勧めします。残念ながらがんの診断や治療を行っているからといって、標準治療を主軸にしているとは限らないのです。**もし、そこで標準治療を受けるのが難しいということであれば、ほかの病院に転院することを考えていいでしょう。がんの標準治療は国が都道府県ごとに指定している「がん診療連携拠点病院」で受けることができます**（61ページ参照）。もちろん、がん診療連携拠点病院に指定されていなくても、標準治療を行っている病院はあります。ご自身が治療を受けようとする病院で標準治療を受けられるかどうか、最初にしっかり確認していただければと思います。

3大治療の最適な組み合わせが標準治療

標準治療は患者ごとの
カスタムメイドで行われる

☑ 3大治療は「手術」、「放射線治療」、「薬物療法」
☑ 患者さんに合わせて治療法を組み合わせる
☑ 公表されている診療ガイドラインが参考になる

さて、その標準治療には、どのようなものがあるのですか？

がんの標準治療は、①手術、②放射線治療、③薬物療法（抗がん剤治療）の3つの治療法からなっています。これを一般的にがんの「3大治療」と呼んでいます。さらに緩和ケアも、4つめの標準治療として認知されるようになってきました。**現在の標準治療はこれらの治療法の順番や組み合わせを変えながら行うのが基本で、最適解のようなものがたった1つあるというわけではありません**。がんの種類やステージのほかに、患者さんの意思、年齢、持病の有無や臓器の機能などの体の状況、仕事や生活様式など、1人ひとりの状況や背景を考えたうえで、がんの専門医をはじめ

標準治療にはさまざまな治療の組み合わせがある

手術 （局所）	放射線治療 （局所）	薬物療法 （全身）
内視鏡手術 腹腔鏡手術・ 胸腔鏡手術 ロボット支援手術 など	放射線 （エックス線、ガンマ線） *粒子線 （陽子線、重粒子線、 中性子線） 小線源　など	化学療法60種類 ホルモン療法20種類 分子標的薬80種 免疫チェック ポイント阻害剤　など

*一部の腫瘍のみ保険適用

とするさまざまな医療スタッフが集まり、相談しながら決めていきます。

 つまり、標準治療は、**患者さん1人ひとりに合わせた「カスタムメイド」の治療**だということですね。

 そうなんです。そして標準治療には、進化が著しいという側面もあります。世界中でがん医療のすさまじい進歩が続いているからで、医療の現場がそれに追いついていくのは実際にはなかなか大変です。たとえば抗がん剤で目覚ましい治療効果があって生存率が改善したケースでも、一方で副作用が強いことがある。そうすると病院側はその治療を安全に実施するために、態勢が整うまで採用できないこともありえます。**エビデンスが確固な標準医療は、真摯に取り組んでこそ最善の効果が出る**からです。参考までに下表にあげたサイトではそれぞれのがんの診療ガイドラインを説明していますので、治療法選択の参考にしてください。

標準治療を調べたいときはココで

☑ **公益財団法人日本医療機能評価機構**
Minds（マインズ）ガイドラインライブラリ
https://minds.jcqhc.or.jp/

- -

☑ **公益財団法人神戸医療産業都市推進機構**
がん情報サイト
https://cancerinfo.tri-kobe.org/

- -

☑ **国立研究開発法人国立がん研究センター**
がん情報サービス「病名から探す」
https://ganjoho.jp/public/cancer/index.html

がんの病巣や周囲を物理的に取り除く

- ☑ 早期に取り除ければ再発防止の可能性が高まる
- ☑ がんだけでなく周囲の組織を取り除くことも
- ☑ 最近はダメージが少ない縮小手術が増加

 では、標準治療の1つである手術について、基本的なことを教えてもらえますか。

 メスなどを使って、がんを物理的に取り除くのが手術です。最も古くからあるがんの治療法ですが、決して簡単なものではありません。というのも、がんは発生したところにとどまっているとは限らず、周囲の組織に広がったり、別の臓器に転移している可能性があるからです。そのため、**がんの病巣だけでなく、がんが広がったり、潜んだりしている可能性のある周囲のリンパ節などもあわせて取り除く手術が行われることがあります。**

 患者にとっての手術のメリットは、何でしょうか?

 初期の段階でがんを完全に取り除くことができれば、治癒する確率が高まるということです。たとえば早期の胃がんなどの場合、転移がなければ手術でほぼ治癒することができます。早期の乳がんや大腸がんなども手術で治癒する可能性が高いがんです。

 逆に、手術のデメリットといえば何でしょうか?

 体にメスを入れて切開するため、その傷が回復するまでに時間が

かかったり、臓器や部位を切り取ることで、それが担っていた機能が失われたりすることがありますね。

そうですか。では、最近の手術の傾向のようなものがあれば教えてください。

体へのダメージを少なくし、術後の回復を早めるために、**切除する面積をできるだけ小さくする「縮小手術」や「低侵襲手術」と呼ばれるものが増えてきました**。たとえば乳がんの場合、かつては乳房だけでなく、胸の筋肉まで含めて大きく切り取る拡大手術が主流でした。しかし現在では、がんの病巣と一部のリンパ節だけを取り除き、乳房そのものは残す縮小手術が乳がんの標準治療の1つとなっています。

縮小手術を行うのは、乳がんだけですか?

いいえ、内視鏡を使って切除する腹腔鏡手術や胸腔鏡手術などのほか、ロボットを使ったロボット支援手術などもあり、いろいろながんに対して縮小手術が行われるようになっています。ただし縮小手術には、かなり熟練した技術が必要です。腹腔鏡手術の技術が未熟なために重大な医療事故を起こしてしまい、マスコミで大々的に報じられたケースもあります。

そうでしたね。しかし、縮小手術で術後の回復が早まれば、それだけ入院する日数も少なくなりますね。

最近はなるべく入院日数を減らす傾向にあります。**術後の回復が順調であれば、いったん退院して外来で経過を見ます**。がんの手術に関して総じていえることは、現在の日本の手術レベルはかなり高いと思います。**手術後の合併症なども少なく、おそらくアメリカなどと比べても技術レベルは高いといえますよ**。

放射線を当てることでがん細胞を攻撃する

- ☑ 単独の場合と、ほかの治療との組み合わせがある
- ☑ 通院で受けられて、放射線の照射時間も短い
- ☑ 効きやすいがんと、効きにくいがんがある

 がんの放射線治療について、基本的なことを教えてください。

 放射線治療は、X線、ガンマ線、電子線などの放射線をがん細胞に当てることで、がん細胞を破壊してがんを消滅させたり、小さくしたりする治療法です。**正常な細胞に比べて、がん細胞は放射線が当たると破壊されやすいという性質があります。**その特性を利用して、がん細胞に効率よく放射線を照射することで、がん細胞にダメージを与えます。

 放射線治療は誰が行うのですか。外科などの先生ですか?

 放射線腫瘍医という専門医が中心となって行われます。放射線治療は単独で行われることもありますが、**多くは手術や抗がん剤治療と組み合わせて行われますね。**

 患者にとっての放射線治療のメリットは何ですか?

 手術と違ってメスなどで体を傷つけることがないうえ、**放射線が当たっても痛みなどがないため、体に対するダメージが少ないことです。**また、放射線治療は一般的に通院で行われて、放射線の照射時間そのものも比較的短いので、仕事や生活に対する影響も

少なくて済みます。

 逆に、放射線治療の難しい点は何でしょうか？

 がんの種類や部位によって、放射線治療が効きやすいがんと効きにくいがんがあることです。一般的に、**口腔がん、咽頭がん、食道がん、子宮頸がん、肛門がん、前立腺がんなどは、放射線治療が効きやすい**がんとされています。

 放射線治療には、副作用などの心配はないのですか？

 照射する部位によっては、疲労感、食欲不振、悪心<ruby>悪心<rt>おしん</rt></ruby>、放射線を当てた部分の皮膚炎、脱毛などの副作用が現れる場合もあります。また、呼吸器系、消化器系、泌尿器系などに障害が出ることもあります。**副作用の多くは一時的なものが多いのですが、まれに時間が経ってから現れることも**あります。

 メディアでも、放射線治療のことがよく取り上げられています。それだけ、がんの治療で期待されているということですか？

 放射線治療で効果を上げるために多くの技術や機器の開発が進められてきました。**現在では、がんの病巣に対してよりピンポイントに放射線を照射できる方法も登場しています**。たとえば手術の代用にもなる「定位手術的照射（SRS）」や、コンピューターによって放射線量を最適化できる「強度変調放射線治療（IMRT）」などは、保険が適用される標準治療の１つとなっています。また、まだ一部のがんに限られますが、放射線治療の一種である粒子線治療（陽子線治療、重粒子線治療）にも、保険適用となるものがあります。どのような種類の放射線治療があり、どのようながんの治療に有効なのかは、放射線治療の専門医に相談することが最善です。

薬物の作用により
がん細胞を阻害する

- ☑ 薬物療法は薬が体全体を巡る全身治療
- ☑ 抗がん剤治療やホルモン療法などがある
- ☑ 薬物療法は周期を決めて繰り返して行う

 がんの薬物療法について教えてください。

 薬物を使ってがん細胞をやっつけたり、がんの進行を抑えたり、がんの再発や転移を防いだりする目的で行われるのが薬物療法です。一般的には、「抗がん剤治療」という呼び方のほうが知られているかもしれません。手術や放射線治療と並ぶ**標準治療の中で、近年最も進化しているのが、この薬物療法です。**手術や放射線治療は「局所治療」と呼ばれますが、**抗がん剤治療は薬物が体全体を巡ることで効果を発揮するため、「全身治療」と呼ばれています。**

 抗がん剤には、どのような種類があるのですか？

 抗がん剤は、現在160種類以上あり、次の4つのタイプに分類されています。化学物質によってがん細胞を破壊したり、がんの増殖を抑えたりするのが、従来から使われてきたいわゆる抗がん剤です。これを「化学療法」とも呼びます。ホルモンを利用して、増殖する性質を持つがんに対して、その作用を抑える薬剤を用いた治療が「ホルモン療法」です。また、がん細胞だけが持つ特有の分子だけを標的にして攻撃するのが、「分子標的薬」と呼ばれるものです。最近では、「免疫チェックポイント阻害剤」と呼ばれる新しい薬を使った免疫療法も登場してきました。

実際の治療において、抗がん剤はどのように使われるのですか。注射や点滴、あるいは飲み薬のようなものですか?

抗がん剤の投与には、さまざまな方法があります。口から飲む内服、静脈内注射、点滴、さらに皮下注射や筋肉注射などもあります。また、鎖骨の下や首などの太い静脈にカテーテルを入れて薬を注入したり、皮下に埋め込んだポートと呼ばれる装置を介して薬を注入する場合もあります。

それらは単独で行われるのですか。それとも手術や放射線治療などと組み合わせて行われるのですか?

がんが進行して、**手術や放射線治療では効果が期待できないときは単独で薬物治療を行う場合があります**。また、**手術の前後にがんを縮小させたり、再発を防いだりするために**薬物療法を組み合わせたり、放射線治療と併用したりする場合もありますよ。

治療期間はどうなっていますか?

がんの種類や状態、患者さんの病状や体調などによって治療期間は異なります。**一般的には、治療を行う日と行わない日を組み合わせ、数週程度の周期を設定して、繰り返して行います**。この1周期を1クールや1コース、1サイクルとも呼びます。

そうすると、薬物療法を受けるには、入院しなくてはならないのでしょうか?

初回クールは入院、2クール以降は外来通院でという方もいますが、**今ではほとんどのがんで、外来による抗がん剤治療が可能**です。抗がん剤の外来治療については、116ページで解説しましょう。

副作用を軽減する
薬や治療法が登場

☑ 抗がん剤は全身治療だが一定の副作用がある
☑ 主な副作用は吐き気、脱毛、白血球の減少
☑ 吐き気を抑える薬など、副作用は軽減化

抗がん剤については、「副作用のせいで体がボロボロになった」「副作用がつらくて治療をやめてしまった」など、副作用のことが話題になることが多いですね。

たしかに、抗がん剤には副作用があります。それが抗がん剤治療の難しさの1つでもありますね。副作用は薬によって異なりますし、患者さんによっても個人差があります。手術後に抗がん剤を使うのは、たとえ手術で取りきれたと思っても、**小さながん細胞がほかの臓器に転移して出現するのを防ぐためです**。全身治療としてほかの治療と組み合わせるほか、白血病のような血液のがんには、抗がん剤のみでの治癒が期待できます。乳がんや卵巣がんなどでは手術前後に抗がん剤治療を併用することで治癒率が高まります。2016年に甲状腺がんに有効と認められて以来、**抗がん剤がまったく効かないというがんはなくなりました**。

では、一般的にどのような副作用が多いのですか？

主なものとして3つあります。まず1つめは吐き気です。これが最もつらいとおっしゃる患者さんもいますが、最近では吐き気を抑える制吐薬が開発され、**8割は吐き気をなくすことができるほどになっています**。2つめは脱毛です。毛の根元の細胞が薬の影

響を受けることで起きる副作用ですが、こちらも**頭部を冷却することでかなり抑えることができるように**なりました。3つめは、白血球の減少です。患者さんは自覚しにくいのですが、減少が続くと、さまざまな感染症に罹患する危険性が高まります。このほかにも、発疹やかゆみなどのアレルギー反応、下痢、手足のしびれなどが副作用として現れることがあります。

そうした副作用は、諦めるしかないのでしょうか?

いいえ、そうではありません。最近では、抗がん剤自体が副作用の少ない新しいものに変わってきていますし、**副作用を軽減して生活の質を落とさない「支持療法」と呼ばれる治療法が進歩してきました**。吐き気をあらかじめ抑える制吐薬と呼ばれる吐き気止めの薬の処方もそれにあたります。

それだけ副作用が管理できるようになったのに、「抗がん剤=つらい」と、いまだにいわれますね。

やはり、抗がん剤治療の専門家である腫瘍内科医が不足していることで、薬が適切に使われていないケースも多いからだと思います。それでも**副作用の管理が進歩し、抗がん剤治療の多くが通院で行えるように**なっていますよ。

そうですね。さきほどの支持療法でいうと、患者の希望や優先したいことに合わせて、副作用に配慮した抗がん剤の投与など、選択肢が広がってきているということでしょうか?

そうです。ですから、患者さんは自分が大切にしていることをぜひ、医師に伝えてください。仕事上、脱毛は避けたいとか、手先がしびれるのは困るといったことがあると思います。そうしたことに**配慮しながら薬が選べる時代になってきている**のです。

早期がんは治癒を目指し 進行がんならQOLを優先

CHECK!

- ☑ 早期がんでは再発を減らし、治癒を目指す
- ☑ 科学的データに基づいた治療を重視
- ☑ 術後の抗がん剤治療もがんばりどき

がんはステージが5段階ありますが、それによって治療法も大きく変わってくるのでしょうか。

一般に、ステージ1、2の段階にあるがんを「早期がん」、ステージ3、4の段階にあるがんを「進行がん」と呼びます。この**早期がんと進行がんでは、そもそもの「治療の目的」が変わります**。それを理解しておくことは、治療を受ける患者さんにとって、とても大切なことだと思いますね。

目的……。早期がんでは、どんなことが目的となるのですか?

右の図を見てほしいのですが、早期がんの治療の目的は、「再発を減らし、治癒を目指す」ことにあります。ですから、早期がんで最も**重視される要素は、科学的データに基づいた積極的な治療です**。治癒という第一目標に向かって、医師も専門性を発揮して治療にあたりますし、患者さんのほうにもがんばって手術などの治療にのぞんでいただきます。

それはきつい治療になるということですか? **治癒する可能性が高くなるから、がんばりどき**、という。

早期がんの場合は、エビデンス重視の治療方針に

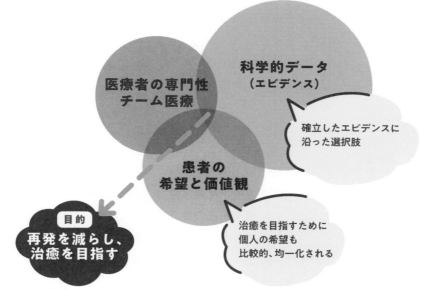

科学的データ
（エビデンス）

医療者の専門性
チーム医療

確立したエビデンスに
沿った選択肢

患者の
希望と価値観

目的
再発を減らし、
治癒を目指す

治癒を目指すために
個人の希望も
比較的、均一化される

出典：『EVIDENCE-BASED MEDICINE : How to Practice and Teach EBM (2nd ed.)』を参考に日本語訳にして作成

進行、再発がんの場合は、患者のQOLが最優先に

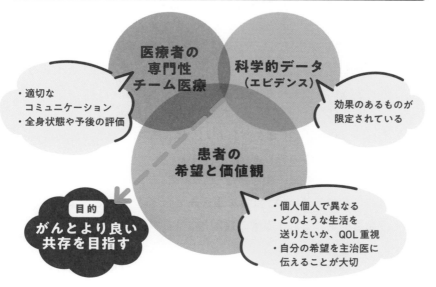

医療者の
専門性
チーム医療

科学的データ
（エビデンス）

・適切な
　コミュニケーション
・全身状態や予後の評価

効果のあるものが
限定されている

患者の
希望と価値観

目的
がんとより良い
共存を目指す

・個人個人で異なる
・どのような生活を
　送りたいか、QOL重視
・自分の希望を主治医に
　伝えることが大切

出典：『EVIDENCE-BASED MEDICINE : How to Practice and Teach EBM (2nd ed.)』を参考に日本語訳にして作成

そうですね。局所治療である手術や放射線治療が主ですが、ある意味、最もハードな治療時期に当たります。というのも、がんはいったん治癒したかに見えても、再発の可能性はゼロにはならないからです。5〜10年間の後、再発がなければ、がんが治癒したというふうにとらえます。ですから、**いかにして再発を防ぐかが、早期がんの治療のポイント**です。

そのためには、抗がん剤治療も行うのですか?

それも1つの方法です。手術の前後に行う抗がん剤治療ですね。**とくに早期がん術後の抗がん剤治療は、再発を防ぐための大事な治療です**。ところが患者さんの中には、手術でがんを取り去ったのだから、抗がん剤は必要ないのではと思っている方がいます。抗がん剤は副作用が強く出ることもあるので、やりたくないという気持ちもわかりますが、再発を減らすという意味では、ぜひともやっていただきたいのです。がんの治療はいちばん初めの治療が最も肝心だと何度もお伝えしましたが、**最初に徹底的にやっておけば、再発しない可能性がかなり高くなります**。逆に言うと、そのタイミングを取り返すことはできません。患者さんが術後の抗がん剤治療に積極的になれないのは、医療側にも責任があります。うまくそのことの説明ができていませんね。これは腫瘍内科医が少ないことも要因の1つだと思います。

では、ステージ3、4の進行がんや再発がんの場合は、治療の目的はどう変わるのでしょうか。

患者さんの価値観やQOLを最優先にして、**「がんと、より良い共存を目指す」ことが治療の目標**となります。

がんと共存するということは、治癒そのものは期待できないということですか?

残念ながら、転移が見られるほど進行したがんや再発がんは、治癒することは困難です。そのため、この段階での治療が目指すのは、**がんの症状が進行したり、痛みが出たりすることをできるだけ抑え、体調や気持ちを少しでも良い状態に保つ**ことです。

そのためには、どういった治療が中心となるのですか？

主な治療は抗がん剤などの薬物療法になります。この段階でのがんは血液検査や画像診断などで見つかるもの、見つからないものを含めて、さまざまな臓器に広がっていることが考えられます。そのため、**全身への治療効果が見込まれる薬物療法が主体**です。

抗がん剤治療を中心にできるだけ症状が悪化しないようにして、がんとの共存を図るということですか。

はい、その通りです。そこで重要になってくるのが、患者さんの価値観や QOL なのです。85 ページの下の図を見てください。患者さんの希望と価値観がいちばん大きな円になっています。**がんとの共存といっても、患者さんにとって苦痛でしかないのであれば治療の意味がありません。**ですから、とくに進行がんや再発がんでは自分が人生において大切にしているものは何なのか、いちばん好きな時間はいつなのか、そういったことを医師にしっかり伝えてほしいのです。それを可能な限り満たすことができるよう、医師は患者さんや医療チームとコミュニケーションをとりながら、適切な治療を提供できるように努力します。

がんとのより良い共存というのは、そういう意味なのですね。

そうです。がんは、**早期には「慌てない」、「焦らない」ことが大切**ですが、**進行がんや再発がんになったら、自分の人生の楽しみを「諦めない」こと**がとても大事になってくるのです。

3-8

がんの治療は
ステージで決まる

- ☑ ステージ1、2は局所治療が中心
- ☑ ステージ3、4、再発は全身治療が中心
- ☑ 「ステージ4＝末期がん」ではない

 ステージごとに治療に対する考え方が大きく異なるのはわかりました。

 そうですね。右の図は、乳がんの場合のステージごとの標準治療の一例を示したものです。あくまでも一例ですが、大まかな感じをつかむための参考にしてください。乳がんのステージ1や2では、原発巣である乳房の一部や、そのごく周辺にがんが多少あるのがおわかりいただけると思います。**このステージでは、手術や放射線治療といった局所治療が中心**に行われます。ステージ3ではがんがさらに大きくなり、近くにあるリンパ節に転移しています。ステージ4になると、脳や肝臓など、乳房から離れた臓器に遠隔転移しているのがわかります。**ステージ3では、手術や放射線治療などの局所治療に加え、全身治療である抗がん剤による治療**が行われます。また、乳がんの場合、**ステージ4では原則、手術は行いません**。抗がん剤による治療が中心になります。

 再発した場合は、ステージ4と同じように抗がん剤による治療を行うのですね。

 再発がんとステージ4のがんというのは、ほぼ同じものとして考えます。再発がんは、早期がんで初期治療をして、いったん治療

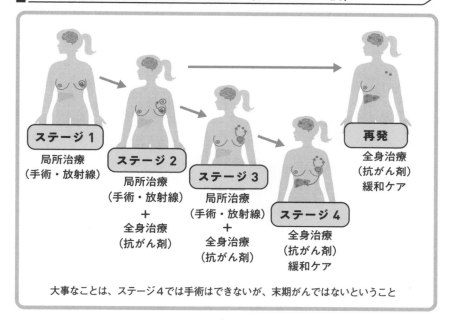

がんの進展と主な治療法の変化（乳がんの一例）

ステージ1
局所治療
（手術・放射線）

ステージ2
局所治療
（手術・放射線）
＋
全身治療
（抗がん剤）

ステージ3
局所治療
（手術・放射線）
＋
全身治療
（抗がん剤）

ステージ4
全身治療
（抗がん剤）
緩和ケア

再発
全身治療
（抗がん剤）
緩和ケア

大事なことは、ステージ4では手術はできないが、末期がんではないということ

を終えたあと、何年後かに再びがんが発生することです。局所再発といって、同じ部位に出るのが1割程度。残りの9割は、前の部位から離れた臓器に転移という形で出てきます。遠隔臓器に転移しているということは、ステージ4の病状と同じです。ですから、**再発がんもステージ4と同様に扱い、全身治療である抗がん剤治療が中心**となります。ただし、医学的には再発がんのことをステージ4とはいいません。

そうなんですね。ところで図を見ると、治療のところに緩和ケアと出てきますね。

緩和ケアとは、手術や抗がん剤などによる直接的な治療というよりも、**病気にともなう患者さんの心身のつらさや痛みを和らげることを目的にした治療**です。現在では、がんになった早期から緩和ケアを取り入れることが勧められています。緩和ケアについて

第**3**章　標準治療が世界的に最善で一流の治療法

は、98ページから解説しますね。

わかりました。ところでステージと治療法の関係について理解しようとするときに、どうしたことに注意すればいいでしょうか。一般的に誤解しやすいことなどはありますか？

これはマスコミなどメディアの影響が大きいのですが、ステージ4のがんや再発がんを、すぐに「末期がん」と言ってしまいます。そして、「末期がん＝死」というイメージをあおり立て、「余命いくばくもない」というような紋切り型の表現を使いたがります。しかし、**ステージ4のがんや再発がんは、そのまま末期がんだというわけではありません。**今は抗がん剤がかなり進歩していて、ステージ4や再発でもがんと上手に共存しながら生きていくことができるようになっています。私の患者さんで、乳がんが再発、転移した方がいらっしゃいます。骨転移、リンパ節転移、肝臓転移と、全身転移した方ですが、もう40年も抗がん剤治療を続けています。ですから、ステージ4＝末期がんではないということをきちんと知っておいてほしいと思います。**ステージ4でも長生きして、天寿をまっとうすることはできますよ。**

ステージ4を末期がんだと決めつけて、悲観しなくてもいいということですね。

ステージ4とひとくちに言っても、その状況は実にさまざまです。**生存率がいいがんもあります。**ステージ4というと、すぐに亡くなってしまうのではないかと心配になるかもしれませんが、そうとは限りません。**がんの種類によって、その病状がまるで違います。**ですからステージ4だからといって、単純に末期がんだといえるものではないのです。**がんの治療成績は確実に向上してきています。**重ねて言いますが、ステージ4や再発がんだからといって、それが必ずしも末期がんだというわけではありません。

そうすると、ステージ４や、がんが再発した患者さんだけではなく、ご家族も考え方が変わりますね。

 そうですよ。前にも言いましたが、「諦めない」ことです。たしかにステージ４までがんが進行してしまうと、それを治癒することは困難です。抗がん剤が効かなくなってくることもあります。けれども治療法がなくなるわけではありません。先ほどお話しした**緩和ケアも、きちんとしたエビデンスに基づいた効果のある治療法**の１つです。

 ステージ４だと、もうやれる治療はないのではないか、あとは死ぬのを待つだけなのではないかと考えて、絶望的な気持ちになる人もいるのかと思いました。

 症状が悪化して、抗がん剤治療もはかばかしい効果があがらなくなってきたときに、もうやることはないと諦めてしまいたくなる気持ちはよくわかります。残念なことですが、医師の中にも、「末期がんだから、もうできる治療はない」などと口にする人がいることも事実です。でも、そうではないのです。何度でも言いますが、諦めないこと。**これは治療だけについて申し上げているのではありません。患者さんご自身の大切な人生を諦めないでほしい**という思いです。

 患者さんは何をよすがにすればいいですか？

 緩和ケアも大切な治療になります。できることは、あります。決して、諦めないでほしいと思います。

先進医療という言葉には注意が必要

先進医療とは未承認治療。
保険適用になるのはわずか6%

- ☑ 一定の研究効果はあるが信頼性はまだ低い
- ☑ 効果が実証されて保険適用になるのは 6%
- ☑ 治療費は、一部を除き全額、自己負担

 インターネットなどを見ていると、「最先端のがん治療」とか、「先進的ながん治療」という言葉がよく登場してきますね。

 最先端とか、先進的なという言葉は魅力的とは思いますが、**まだ確立された治療ではなく、標準治療でないことに注意すべきです**。標準治療ではなく、保険適用でない治療は、研究として治験や臨床試験で行われるべきですが、**中にはあやしげな「自費診療」がありますので注意**してください。

 患者さんの中には、治りたい一心で、ワラにもすがる思いからそうした治療に飛びついてしまう人もいると思います。

 残念ながらそうした治療は医師が提供していることも少なくありませんから、患者さんのほうでは医者がやっていることなら大丈夫だろうと思ってしまうかもしれません。何とも罪なことです。

 そして、**名前が「先進医療」とあると、科学的に認められたイメージがあります**。

 がんの治療法には保険適用の標準治療と、保険がきかない未承認治療があります。その中の１つに「先進医療」がありますが、こ

れはこれまでお話ししてきた科学的根拠のある標準治療ではないので注意が必要です。**先進医療とは、まだ研究・臨床試験の段階にある医療のこと**です。安全性や有効性が実証されれば標準治療となり保険適用となります。ちなみに毎年100種類以上の先進医療が国によって指定されていますが、そのうち保険適用になったのは **1998年から2016年の間で約6%しかありません。**

そんなに低いのですか。それでも、一縷（いちる）の望みにかけて先進医療を受けたいと思ったら、どうすればいいのですか？

まず、自分のがんが先進医療の対象であるかどうかを医師に確認する必要があります。そのうえで、先進医療の実施を認定されている医療機関で受診することになります。費用は、診察、検査、投薬、入院料などの**一般診療となる部分を除き、全額自己負担になります**。先進医療に関しては、厚生労働省の以下のウェブサイトなどを参考にしてください。

https://www.mhlw.go.jp/stf/seisakunitsuite/bunya/kenkou_iryou/iryouhoken/sensiniryo

▌先進医療で保険適用になったのは、18年間で6%のみ

先進医療で保険適用
6.1%

先進医療で
保険適用なし

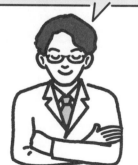

18年間でたった6%
しか認められないのが
先進医療の実態です

1998年〜2016年の総計1787件のうち保険適用数109件

出典：「第81回中央社会保険医療協議会　総会資料（2006年1月25日開催）」厚生労働省
『世界中の医学研究を徹底的に比較してわかった　最高のがん治療』（ダイヤモンド社）
より一部改変

代替医療に治療効果はなく
QOL改善の可能性がある

- ☑ **医療補助になる代替医療は主に自由診療**
- ☑ **治療としての効果は1つも実証されていない**
- ☑ **音楽療法や鍼灸、ヨガなどは QOL を向上させる**

 「代替医療」や「代替療法」では、「がんが消えた」とか、「がんが良くなった」とか宣伝されていたりしますね。

 代替療法には、公式な定義はないのです。大ざっぱに言ってしまえば、健康食品、サプリメント、漢方薬、ヨガ、マッサージ、鍼灸、音楽療法、温泉療法などを総称したものを代替療法と呼んでいます。「補完代替療法」と呼ばれることもありますが、厚生労働省の『がんの補完代替医療ガイドブック第3版』では、西洋医学を補ったり、代わりになったりするものとされています。

 補完代替療法には、がんに対する治療効果はあるのですか？

 残念ながら、がんを縮小させたり、がんの進行を抑えたりといった**治療効果が認められるものは、現時点では1つもありません。**その反対に、ときには重い副作用をもたらしたり、予期せぬ治療の妨げになったりするものもあります。

 それでも、がんが治るかもしれないなら試してみたいという思いから代替医療に頼ってしまうのでしょうね。

 代替医療の効果については、アメリカで大規模な調査研究があり

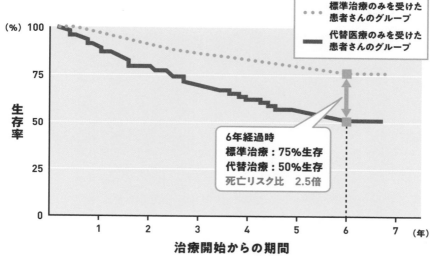

代替治療を受けたがん患者の生存率は低い
～標準治療のみを受けた患者と代替治療のみの患者比較～

- ・・・・ 標準治療のみを受けた患者さんのグループ
- ━━━ 代替医療のみを受けた患者さんのグループ

(%) 100

75

50

25

0

生存率

6年経過時
標準治療：75%生存
代替治療：50%生存
死亡リスク比　2.5倍

1　　2　　3　　4　　5　　6　　7　(年)

治療開始からの期間

JNCI：米国国立がん研究所機関紙、Vol 110,Issue 1, 2018
米国がん登録：ステージ 2、3の乳がん、前立腺がん、肺がん、大腸がんのデータより
※標準治療 559 名　代替治療 280 名

ます。上にその結果をまとめたグラフを載せていますが、標準治療のみを受けた患者さんに対して、**代替療法のみを受けた患者さんは死亡リスクが 2.5 倍も高く**なっています。

えっ、むしろやらないほうがいいのですか？

そうとは言い切れません。代替療法にがんの進行を抑制、治癒する効果はありませんが、一部の代替療法には、**患者さんのQOL（クオリティ・オブ・ライフ：生活の質）を向上させる面があるので、やりたい方はやっていいと思いますよ**。欧米の病院でも、音楽療法やヨガや鍼灸を取り入れているところがあります。何より大切なことは、**標準治療から代替医療のみに切り替えてしまわない**ことです。代替医療に興味のある方は、まずは医師や看護師などに相談してみてください。

ブログは体験談としてはいいけれど、
治療の参考にするのはやめましょう

　自分がどんな種類のがんであって、どんな状態なのか、どんな治療があるのか、予後はどうなるのかなど、がんの治療に情報は欠かせません。また、がんになってからの生活や仕事を考えるうえでも、やはり情報は大切です。

　最近では、がんについての情報をインターネットで調べる人が多いと思います。患者さんにとってとくに気になるのが、同じがんの患者さんのブログや SNS で発信される情報ではないでしょうか。そこにはがんに関する一般的な情報だけでなく、個人の闘病記として、より具体的なことが書かれています。それを読むと、自分同様にがんでもがんばっている人がいるとわかって安心できるし、治療の励みにもなります。

　でも、ここで注意してほしいのは、ブログの情報はあくまでも個人の体験談だということです。参考のために体験談として読む分にはいいのですが、そこから自分に合った治療法を探そうとしないことです。たとえ同じ種類のがん、同じステージであっても、がんは人それぞれ違います。そのブログに書かれてあることが、あなたのがんにも当てはまるとは限りません。

　また、ブログの中には、標準治療からはずれた保険適用ではない高額な治療法や、科学的に効果が確かめられていない民間療法などを勧めているものもあります。そうしたものには、くれぐれも気をつけていただきたいと思います。

第 4 章

診断の直後から

同時進行　緩和ケア

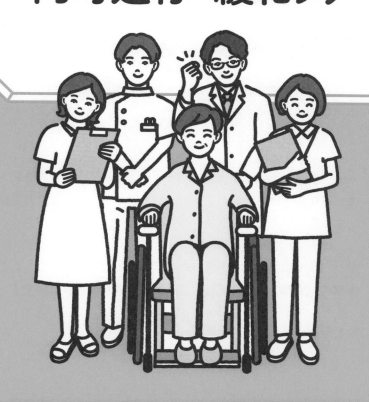

がんにともなう心身の痛みを和らげる

4-1 緩和ケアは、がん診断の直後から始まる

CHECK!

- ☑ 第4の標準治療に位置づけられている
- ☑ 緩和ケアが目指すのはQOLの向上
- ☑ 延命効果も科学的に実証されている

最近、緩和ケアという言葉をよく聞くのですが、終末期ケアとどう違うのですか？

標準治療は常に最善のがん医療を求めて進歩しており、最近では、「緩和ケア」や「緩和医療」が3大治療の「手術、放射線治療、薬物療法」に加えて、**「第4の治療」として標準治療の1つに位置づけられるようになってきました。**

しかし緩和ケアと聞くと、がんへの積極的な治療というよりも、痛みを和らげたりする対処というイメージがあります。ケアも治療の一環ということですか？

そう、**立派な治療ですよ**。緩和ケアとは、がん患者さんの痛みや苦しみを和らげる治療のことをいいますが、2010年に世界的権威のある医学雑誌の1つ『The New England Journal of Medicine（ニューイングランド・ジャーナル・オブ・メディシン）』に、緩和ケアに関する論文が発表されて、医学界に衝撃が走りました。**衝撃の理由は、緩和ケアによる延命効果が実証されたのです。**

緩和ケアによって寿命が延びたということですか？

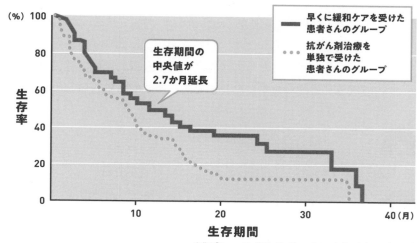

緩和ケアの延命効果はオプジーボ並み

（％）

凡例：
- 早くに緩和ケアを受けた患者さんのグループ
- 抗がん剤治療を単独で受けた患者さんのグループ

生存期間の中央値が2.7か月延長

生存率

10　　20　　30　　40（月）

生存期間

出典：「ニューイングランド・ジャーナル・オブ・メディシン」2010年

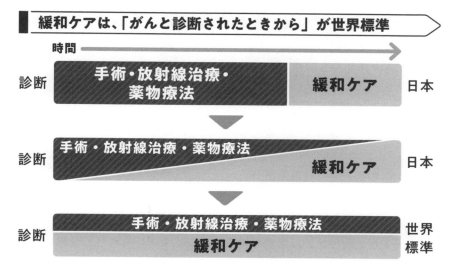

緩和ケアは、「がんと診断されたときから」が世界標準

時間 →

診断　手術・放射線治療・薬物療法　　緩和ケア　　日本

診断　手術・放射線治療・薬物療法　　緩和ケア　　日本

診断　手術・放射線治療・薬物療法 ／ 緩和ケア　　世界標準

　その通りです。私も最初にその論文を見たときには腰を抜かしそうになりました。研究の第一筆者は腫瘍内科医のジェニファー・テメルさんという女性です。手術が難しい進行肺がん患者さんたちに対して、抗がん剤治療のみを行うグループと、抗がん剤に加えて月に1度の緩和ケアチームの外来受診を行うグループとにラ

ンダムに割りつけて、結果を比較しました。すると、早期緩和ケアを受けていた患者さんは、生活の質が高く、うつ症状も少なく、しかも生存期間が2.7か月も延長しました。この2.7か月の延長は、ノーベル賞を受賞したオプジーボの肺がんに対する生存期間の延長が2.8か月ですから、**最先端の抗がん剤に匹敵する治療効果をもたらす可能性を示したわけです。大変に画期的なことでした。**

それはすごいですね。その研究でのポイントはどういうものだったのですか?

進行がんと診断されたときから、緩和ケアの専門医やがんの専門看護師がチームを組んで関わったことです。最初は患者さんに体の痛みなどはなく、チームは生活の質を向上させる相談や、治療法選択の意思決定支援などに関わっていました。つまり、**患者さん本人が元気なうちに自分の病状を理解して、治療法を選べるようになったことがとても大きいのですね。**緩和ケアには副作用はありませんし、メリットの少ない終末期の抗がん剤を減らして生活の質を上げることもできました。こうして緩和ケアが患者さんの生活の質を高めるという科学的根拠が明らかになり、**緩和ケアは標準治療の1つと考えられるようになったのです。**

緩和ケアの早期導入が大切だと。

まさしくそうです。日本ではまだまだ誤解されている面がありますが、緩和ケアは治療の手立てがなくなった患者さんに対して行われるものではありません。99ページの下の図を見てください。これは緩和ケアと標準治療の関係を示したものですが、日本では緩和ケアに対する考え方が、図の上か、せいぜいその1つ下の段階にあります。でも、世界的にはいちばん下の考え方が主流となっています。つまり**標準治療と緩和ケアは、がんと診断された直後から同時進行で行われるべき**なんです。

緩和ケアの目的は4つのつらさへの対応

心理的苦痛
（気持ちのこと）

不安、うつ状態
恐れ、いらだち
怒り、孤独感

身体的苦痛
（治療によって生じることも含む）

痛み、息苦しさ、だるさ
動けないこと、しびれ

全人的苦痛（トータルペイン）の 緩和

生きる意味、人生の意味
罪の意識、苦しみの意味
死の恐怖、価値観の変化
死生観に対する悩み

スピリチュアルペイン
（人生に関すること）

仕事上の問題
人間関係、経済的な問題
家庭内の問題、相続の問題

社会的苦痛

第**4**章 診断の直後から同時進行 緩和ケア

 治療が行き詰まってから緩和ケアを勧められるから、誤解される のですね？

 そうです。本来は、がんと診断されたときから緩和ケアを併行す べきなのです。がんの患者さんやご家族にとっては、がんと診断 された直後が最も精神的な苦しみが強いのです。今後の治療や生 活のことなど、心の負担も大きくなります。**体の痛みだけでなく、 そうしたことにも早くからケアをする必要があると、昨今は考え られています。**

 となると、緩和ケアの目的は何になりますか？

端的にいえば、がんになった患者さんのQOLを良くすることです。**生活の質、つまり、人生の質を高めるのが緩和ケアの本質だとWHO（世界保健機関）も定義しています**。101ページの図をご覧いただきたいのですが、緩和ケアでは患者さんが感じる苦痛を心理的苦痛、身体的苦痛、スピリチュアルペイン、社会的苦痛の4つの要素でとらえています。こうした苦痛を和らげるとともに、**患者さんが自分らしく過ごせるようにサポートするのが緩和ケアの役割です**。

社会的痛みというのは、仕事の継続とか、思うようにお金を稼げない、などでしょうか？

そうです。社会から取り残される痛みや、好きだった仕事ができなくなった痛みも含みます。**社会的な孤独や、それによって生じる夫婦関係のひずみ、これらにも医療として対応**しようということです。127ページ以降で詳しく説明しますが、65歳未満の障害年金や介護保険制度なども、そうした生活助成の一環で、申請には医師の診断書が必要です。がんによる経済的な問題は最近ではますます大きくなっているのです。

たしかに大きな問題です。ところで、スピリチュアルペインというのはどういうものですか。いわゆる信仰的なものですか？

スピリチュアルというと、日本人はすぐに宗教や信仰、あるいは霊的なものと結びつけて考える傾向がありますが、もっと広い概念だと思います。どちらかといえば、**人生の意味や目的に関わるようなことといいますか。がんになった私は生きていていいのだろうかとか、死ぬのが怖い、というようなもの**ですね。死に対する恐怖。それは人として、とても当たり前のことではないですか。

なるほど。しかし、心理的苦痛とはどう違うのでしょうか？

心理的な痛みというのはどちらかというと精神科の範疇になります。**うつ状態になったり、適応障害になったりしたときは、医師の診療の対象**になります。スピリチュアルペインは「死ぬのが怖い」「どうやって生きていけばよいのだろう」といった痛みになります。どのように対応するかというと、簡単ではないと思いますが、**医療者が寄り添い、共感的に対応する**、医療側と患者さんとでコミュニケーションをとるところから始まると、私は考えています。

そういうスピリチュアルな痛みも含め、トータルな苦痛を和らげることが、緩和ケアが最終的に目指すものなのですね。

究極の目標は、患者さんの QOL を向上させることです。がんに限らないことですが、病気の治療は単に治すことだけが目的ではありません。それによって**患者さんの人生をより良いものにしていくことが、治療の本来の目的です**。がんの治療はうまくいったが、それによってひどい後遺症に悩まされたり、心身がボロボロになってしまったりしたら、何のために治療をしたのかわからなくなってしまいます。そういった意味でも、緩和ケアによって QOL を高めるというのはとても大きな意味を持つと思います。

では、早期に緩和ケアを受けたいときは、どうすればいいですか？

まずは医師や看護師、あるいはがん相談支援センターなどに相談していただければと思います。**全国にあるがん診療連携拠点病院では緩和ケアに対応できる機能が整えられています**。それ以外の病院でも緩和ケアを提供しているところはありますし、在宅医療の一環として受けることもできます。緩和ケアの専門医もいますし、緩和ケア認定看護師という専門性を身につけた看護師もいます。私のような一般のがんの治療医も緩和ケアを行っていますよ。

4-2 緩和ケアは外来でも入院中でも、在宅でもOK

☑ 通院中の病院でも受けられる
☑ 入院中にも受けられる
☑ 在宅での緩和ケアは訪問診療医が行う

日本の病院には、緩和ケア専門の診療科のようなものはあるのですか？

まだまだ少ないのですが、緩和ケア外来を設置している病院もあります。がん医療の政策の一環として、がん診療連携拠点病院などを中心に緩和ケア専門外来の整備を進めつつあります。**診察してもらっている医師が自分は緩和ケアをしないという場合は、医師に紹介状を書いてもらい、緩和ケア外来のある病院を受診することもできます。**病院を探したいときは、がん相談支援センターなどに相談してください。

すでにがんの治療で入院している場合はどうなりますか？

一般病棟に入院している場合は、担当の医師や看護師からか、その病院に専門の緩和ケアチームがあるなら、そのチームから緩和ケアを受けることができます。**緩和ケアチームがある病院では、一般病棟からの退院後も、引き続き外来で緩和ケアを受けることができますよ。**

一般病棟ではなく、緩和ケアに特化した病棟を備えた病院はありますか？

専門的なトレーニングを受けた医師や看護師などのスタッフをそろえ、緩和ケアに特化した緩和ケア病棟を備えている病院もあります。そうした専門施設をホスピスと呼ぶこともありますが、一般的に緩和ケア病棟やホスピスは、抗がん剤などの積極的治療を行わない患者さんを対象としていて、がんの進行にともなう心身の苦痛やつらさを和らげるケアを中心に行います。緩和ケア病棟やホスピスは個室になっているのが一般的で、共同で使えるキッチンや応接室のようなところを備えているところもあります。**そうした病棟のある病院やホスピスの数は少ないので、将来希望する方は早めに探しておいたほうがいいと思いますね。**

 自宅療養している患者さんが、在宅で緩和ケアを受けたいという場合は、どうすればいいでしょうか？

 在宅での緩和ケアには、訪問診療や訪問看護、訪問介護などの準備が必要となります。**治療を受けている医師に相談したうえで、紹介状を書いてもらい、病院のスタッフが訪問診療医や訪問看護ステーションなどと連絡を取り合って調整してくれます**。最近では、緩和ケアの専門的な知識や技術を持った医師や看護師が訪問診療を提供する診療所も増えています。

 在宅での緩和ケアでは、家族の協力や介護もかなり必要になってきそうですね。

 そうですね。がん患者さんの自宅介護によって、**ご家族のほうが体調を崩したり、精神的な負担が大きくなったりした場合には、がん患者さんの短期の入院を受け入れてくれる施設もあります**。あるいは、介護するご家族が一時的に、仕事や用事などで出かけなければならなくなったときにも対応してもらえます。また、**患者さんが1人暮らしの場合でも、こうした緩和ケアのサービスを整えることができますよ。**

そうなんですね。では、自宅で緩和ケアを受けたい場合の、**訪問診療医や診療所を選ぶチェックポイントは何でしょうか?**

まず大前提として、その診療所や医師が、がんの患者さんを診察したことがあるかを確認することです。訪問診療医の中には、がんの患者さんを診たことがないという人もいます。そのうえで1つめのポイントは、**がんの疼痛を緩和するための医療用麻薬をきちんと使えるかどうか**です。中には麻薬を処方したことがないという医師がいますが、これでは末期がんの患者さんの自宅での緩和ケアはできません。2つめは、これも麻薬に関わることですが、**24時間持続して麻薬を注射することができる特殊なポンプを持っているかどうか**です。このポンプがないと痛みをコントロールすることは難しくなります。3つめのポイントは、**24時間対応してくれるかどうか、緊急時にすぐ来てくれるかどうか**。訪問診療医の中には、夜間は診察しないという医師もいます。これでは、いざというときに対応できません。24時間対応してくれるかどうか、しっかり確認してください。

わかりました。在宅で緩和ケアを受けたいときは、その3つのポイントに気をつけて訪問診療医を探すということですね。

これは、いわゆる終末期のがんの治療を考えるうえでも大事なことです。厚生労働省が行った「平成29年度 人生の最終段階における医療に関する意識調査」でも、末期がんの患者さんの69.2%は、最期を迎えたい場所として「自宅」をあげています。しかし、現実に自宅で最期を迎えることができる方は少ないのです。それを可能にするためにも、**しっかりとした対応をしてくれる訪問診療医を探しておくことは大切です**。自宅で受ける緩和ケアには**公的医療保険が適用されますし、申請すれば介護保険によって介護用ベッドの利用や入浴などのサービスも受けられます**(詳しくは151ページ)。

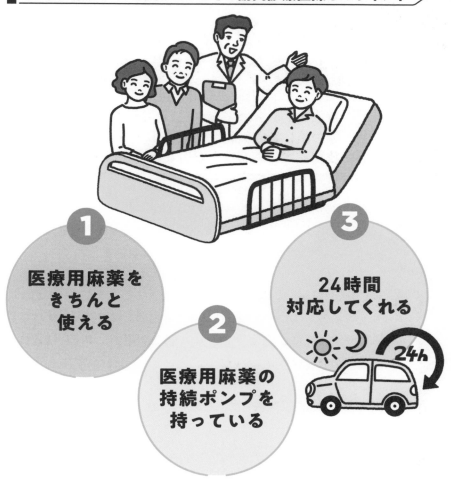

在宅で緩和ケアを受けたいときの訪問診療医探しのポイント

1 医療用麻薬を
きちんと
使える

2 医療用麻薬の
持続ポンプを
持っている

3 24時間
対応してくれる

 自宅ではなく、高齢者施設などに入所している場合はどうなりますか。

 施設に入所していても訪問診療による緩和ケアを受けられることもありますから、ソーシャルワーカーやケアマネージャーに聞いてみてください。

第**4**章 診断の直後から同時進行 緩和ケア

家族も患者として 緩和ケアを受けられる

☑ 家族は「第2の患者」と認められている
☑ 無力感にさいなまれたり苦しいときに
☑ 我慢せずに医師や看護師などに相談を

家族ががんになると、本人だけでなく、周囲の人たちも気持ちが落ち込んだり、不安になったりすると思います。体調を崩したり、うつ状態になったりする方も少なくないと聞きます。

36ページでがんと診断・告知されたあとの患者さんの心の動きについて解説しましたが、これは患者さんのご家族にも当てはまることです。**患者さん同様、もしかすると患者さん以上に悩まれるご家族の方もいらっしゃいます。**

そうですよね。ご家族も動揺しますよね。

治療に耐えている患者さんを見て、「家族なのに自分は何もしてあげられない」、「どう声をかけていいかわからない」という無力感のようなものにさいなまれる方が多いと思います。**それが高じて、患者さんが苦しんでいるのだから、自分が楽しんだり、喜んだりしてはいけない、我慢しなくてはいけないという気持ちになり、自分の趣味や娯楽などを諦めてしまう方も珍しくありません。**
また、患者さんが落ち込むのは仕方ないとしても、その患者さんを支えながら日常生活を維持していくために、自分がもっとがんばらなくてはいけないと、普段以上に自分を奮い立たせてしまう方もいます。

でも、それでは自分を追い込んでしまうことになりませんか。**かえって大きなストレスや心の負担になり、自分を苦しめる**ことになってしまうと思います。

その通りです。最近では、患者さんと同じように心身に負担がかかることから、ご家族の方を「第2の患者」と位置づけています。**メンタルケアの専門家などからサポートを受けることができる態勢や仕組みも整えられるようになってきました。**

ということは、患者さんの心身の痛みやつらさを和らげる緩和ケアを、ご家族の方も受けられるということですか？

はい、そうです。**がんの緩和ケアは、患者さん本人だけでなく、そのご家族の方も対象になるんですよ。**

それは保険対応の診療ですね？　どうすれば、家族が緩和ケアを受けられますか？

まずはご家族から、患者さんの担当医や看護師に遠慮せずに相談してください。その医師が直接、緩和ケアにあたってくれることもありますし、精神腫瘍医や心療内科医などメンタルケアの専門家に紹介してもらうこともできます。また、誰に聞いたらいいのかわからないというときは、がん相談支援センターに相談してください。心の負担やストレスを軽減するための有用な情報を教えてくれるはずです。繰り返しますが、がん患者さんのことを思うあまり、ご家族の方が自身の生活や気持ちを犠牲にするようなことがあると、どちらにとってもいい結果は生みません。**がんとは長い付き合いになります。肩の荷を下ろし、ときには自分自身の時間を持つことも大切なんです。**

進行がんの早期に行う緩和ケア

人生の最終段階を元気なうちに話し合う

CHECK!

- ☑ 進行がんの早期に始めたい緩和ケア
- ☑ アドバンス・ケア・プログラムを考える
- ☑ 患者さんが元気なうちから始めるのが大切

緩和ケアは、早期に取り組むことで効果を発揮します。患者さんやご家族などの身近な方と医療者側が一緒に、人生の最終段階における医療やケアについて前もって話し合うことを**「アドバンス・ケア・プランニング（ACP）」**といい、厚生労働省が「人生会議」という名称で普及啓発しています。

人生の最終段階……。具体的にはどんなことを話し合うのですか？

まず大切なことは右の表に示すように信頼関係を保つこと、病状を理解してもらうことです。そのプロセスを十分に行ったうえで、**「ご自分で身の回りのことができなくなったときに、どこでどういうふうに過ごしたいですか」**と聞きます。そうすると「考えておく」「今はわかりません」「考えたことがありません」とおっしゃる方がほとんどです。だから、「そうですね。また相談しながらいきましょう」とお伝えします。機会をみてまたうかがうと、「自宅で」とおっしゃる方が多いですね。終末期ケアの相談は、焦らないで、**信頼関係を保ちつつ、繰り返し話し合っていくことが大切です。**本当に終末期近くになってから、「もう治療がない」と突き放すようなことは避けたいですね。

進行がんの早期の緩和ケアで医療側が患者に行うこと

1 患者との信頼関係を構築する

心理学用語で「ラポール形成」ともいわれ、患者さんとの間に信頼関係という「架け橋」を築くこと。それがなければ、最善と思われる治療を提案しても受け入れてもらえないこともある。1人の人間として、私が患者さんのことを心配しているということを伝える「I（アイ）メッセージ」も重要。

2 病状を理解してもらう（治癒が困難なこと、予後が限られていること）

患者さんに病状を正しく理解してもらうことで、治療への取り組みや心がまえが異なってくる。進行がんの治療では、治療よりも、がんとのより良い共存を目指すことが大切なことを理解してもらう。患者さんにとっての「より良い」とは何かをコミュニケーションを重ねて共有する。

3 治療の意思決定を支援する（抗がん剤の限界と緩和ケアの選択肢）

抗がん剤治療には限界があり、過剰な使用はかえって患者さんの害になる可能性があることや、積極的治療終了後も緩和ケアを受けることで患者さんのQOLの向上や延命にも寄与する可能性があることを伝える。患者さんが大切にしていることや価値観を重視した意思決定を行えるように支援する。

4 終末期の治療の目標や過ごし方を話し合う

End of Life（EOL）Discussionとも呼ばれる。終末期をどのように過ごしたいかを話し合うこと。ただし、いきなり終末期医療の話をすべきではない。患者さんやご家族との間に信頼関係がしっかりと構築されたうえで行うべきもので、まずは病状の理解や治療の意思決定について十分に話し合う。

5 病状へのケア

進行がんでも、早期のうちは身体的な苦痛が出ることはそれほど多くない。中には自覚症状のない患者さんもいる。そのため、進行がんの早期のうちは病状へのケアそのものは少ない。ただし、痛みが強い場合や抑うつ症状などが見られる場合は、専門医などと連携しながら病状へのケアにあたる。

6 コーピング（ストレスや不安などへの対処）の仕方を示唆

コーピングとはメンタルヘルスの分野で使われてきた言葉で、ストレスへの対処や対応のこと。がん患者さんが強いストレスや不安などを訴えた場合、それと上手に付き合っていくための方法や解決策について話し合う。人生観や生きていく意味など、スピリチュアルなことに関わるケースも多い。

7 家族へのケア

患者さんのご家族は「第2の患者」といわれるように、患者さんのケアや日常生活において多くの困難を抱えることが多い。そうした家族を支援し、必要に応じてケアを行うことも大切である。また、地域において、どこに、どんな支援のリソースがあるのかについての情報提供なども行う。

※ポイントは患者さんができるだけ元気なうちに行うこと。とくに1の信頼関係の構築が重要。それがなければ4はできない。
出典：JAMA Intern Med. 2013; 173（4）: 283-290

第4章　診断の直後から同時進行　緩和ケア

ステージ4でも
自分らしく生きられる

☑ **がんの再発や転移があっても終わりではない**
☑ **進行がんの初期には痛みがあまりないもの**
☑ **再発しないためにと、特別なことはしなくていい**

 がんの闘病記などを見ていると、再発や転移に対する恐怖やショックがよく語られています。

 患者さんとしては、再発、転移をしたらそこで終わりというイメージがいまだにあるのだと思います。でも、**全然終わりではないということを改めてお伝えしたい**ですね。

 90ページでもそうおっしゃっていましたね。しかし、ステージ4には生活や行動にかなり制限があるイメージが強いです。

 がんのステージは国際分類で決められています。7〜8年に1度、見直しがあり、**医療の進歩で予後が良くなるとステージが変更になることがあります。ステージ4だといわれていたものが、ステージ3になることもあります**。しかも、人によって病状の進行は実にさまざまです。余命2年といわれていた人でも、5年どころか、10年、20年と生きておられる方はたくさんいらっしゃいます。がんサバイバーとして、がんについての発信活動をされている方もおられます。そもそも余命は本当に人それぞれなんですよ。

 ステージ4の進行がんや再発がんでも、自分らしく暮らせるということですね。

がん患者の病状の軌跡

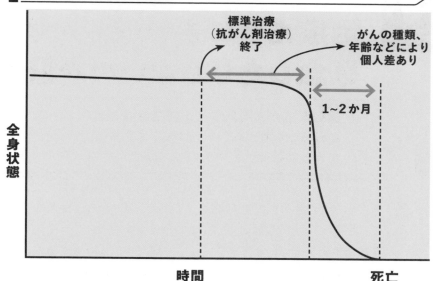

がん患者さんは標準治療を終了しても、最期の1か月くらい前まで元気に過ごすことが多い。その期間をいかに有意義に過ごすかが大切。 　　出典：JAMA. 2001; 285（7）: 925–932.

そうです。しかもステージ4の進行がんでも、当初は身体的な痛みがそれほどあるわけではありません。痛みが出てくるのは、本当に最期に近くなってからです。**がんで寝たきりになることは少ないのですよ。最期に近い1か月前くらいまでは元気に過ごす患者さんが多いです**。ですから、ステージ4だからといって好きなことややりたいことを諦めないでください。ご自身の楽しみや生きがいを、ずっと続けてほしいと思いますね。

一方で、「がんが再発しないためには、どうすればいいでしょう？」と聞かれることも多いのではないでしょうか？

ありますね。ただ、特別なことをする必要はありません。暴飲暴食は避けて、適度な運動をし、タバコはやめ、やりたいことをすればいいと思います。**ビタミン剤などを過剰に摂取することは、かえって再発率を上げるという研究結果があるほどですよ**。

治療だけにまい進したり
専念したりしないのが肝心

☑ 過剰な抗がん剤は生活の質を低減させる
☑ 自分らしく生きることが治療中も大切
☑ がんとは壮絶に闘うものではない

有名人ががんの治療に専念して、当分仕事を休むなどと発表すると、世間では「がんばれ」とエールを送る風潮がありますが、できればやめてほしいと思いますね。**治療だけにまい進すると、かえって患者さんのQOLを損ねてしまう危険性がある**んですよ。

どういうことでしょうか？

現代のがん治療は治療を継続しながら仕事もできることが多いです。 もちろん手術で入院が必要なときは仕事を休まなければなりませんが、手術での入院日数は年々減少していて、平均在院日数が2週間ぐらいなんです。抗がん剤治療もほとんどが外来通院になってきています。また進行がん患者さんの例ですが、がんを治そうとするあまり、過剰な抗がん剤を受けてしまうことがあります。

治癒を信じて治療に固執してしまうということでしょうか？

進行がんの治療ではがんを治癒することは困難です。**治療は、症状や苦痛を抑えながら、がんとうまく共存していくことが目標**となります。ですから、そこで最優先されなければならないのは、患者さんご自身の生活の質＝QOLを上げることです。

大切にしたいこと、楽しみにしていることを最優先する

- 家族と普通の生活がしたい。おいしいものを食べたい。
- 来年4月には、1人娘が高校生になる。それまでは親として何としてもしっかりと見届けたい。
- 婚約者と結婚式を挙げたい。
- 元気なうちに世界一周旅行に行きたい。
- オーケストラのコンサートに行きたい。
- 海の見えるホスピスに入りたい。

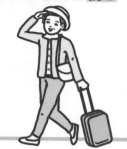

 では、進行がんや再発がんでは、治療だけに専念したり、まい進したりする必要はないと。

 治療だからといって、自分の楽しみや大切にしていることを犠牲にすることだけはやめてほしいと思います。**逆に言うと、自分の楽しみのほうにまい進、専念していただきたいのです。** そのことで患者さんの QOL が上がることが治療なんですよ。

 ついつい、治療とは苦しみにも耐えることだと思いがちです。

 日本人の特性なのかもしれませんが、楽しむことを一種の罪悪のようにとらえることがありますね。病気の治療に関しては、なおさらです。「がんと最期まで壮絶に闘って亡くなった」といったことが美談のように語られますが、**がんとは決して壮絶に闘うものではないと思います。** がんになっても、それまで通り楽しんでよいと思いますし、楽しむことができるんです。

QOL を下げないための抗がん剤治療

抗がん剤治療は9割以上が通院でできる

☑ 通院での抗がん剤治療なら休職しなくていい
☑ 自宅から通えるので QOL も下がらない
☑ 副作用の管理は通院でも十分できる

 抗がん剤治療を受ける場合、「入院」と「通院」の２つのケースがあると思います。どちらにするか、どうやって決めているのですか？　患者さんの希望のようなものは通るのでしょうか？

 結論から言えば、**現在の抗がん剤治療の９割以上は外来通院で可能です**。アメリカなどではとっくにそうなっていますが、日本では抗がん剤治療の専門家である腫瘍内科医が少ないこともあり、いまだに入院にこだわる病院が少なくありません。がん専門病院などでも、初回は入院というところがあります。本来であれば、抗がん剤治療は通院でやるべきです。

 患者さんにとって、通院で抗がん剤治療を受けるメリットは何でしょうか？

 入院すると、働いている方は仕事に支障が出てきますね。また、入院生活は普段の生活とは異なり、就寝時間を決められていたり、食事も決められたものを食べなくてはいけません。自由に外を散歩することもできません。通院で治療ができるのであれば、患者さんにとってそちらのほうのメリットは計り知れないものがあります。**患者さんの QOL が高められますし、そもそも通院は、入院費がかかりません。**

入院がなくならないのは、患者さんのほうでもそれを希望しているからではないのですか？

抗がん剤の副作用が心配だから入院を希望するという患者さんはたしかにいらっしゃいます。しかし**今は副作用自体が少ない薬もありますし、あらかじめそれを和らげる制吐剤なども進歩**しています。外来でもうまく管理ができるようになってきています。通院での治療でも十分、対応はできますよ。

そうですか。それでも仮に抗がん剤治療で入院するとしたら、どのくらいの期間を想定しておけばいいでしょうか。会社に休みを申請するときの参考にしたいという人もいると思います。

抗がん剤の副作用は個人差が大きいので一概にはいえませんが、中には最初の1週間だけ休むという人もいますね。あくまで一般的な話ですが、乳がんの場合だと、抗がん剤がつらいのは最初2、3日ぐらいですね。**だいたい1週間ぐらいで元通りの体調になります**。抗がん剤で治療するからと、1か月間休みを取った方もいましたが、それほどの必要はありません。有給休暇を利用するなどして、まったく休職せずに抗がん剤治療をしている方もいらっしゃるくらいです。

では、患者さんのほうからお医者さんに対して、「私、通院で治療を受けたいんです」と言ってもいいのですか？

ぜひ、そうしてください。中には「病院の決まりだから」と言って応じてくれないところもありますが、希望だけはきちんと伝えるべきですね。私はセカンドオピニオンを求められたときにも、**「抗がん剤は通院でできるので、通院でさせてくれませんかと主治医に聞いてみてください」**とお話ししていますよ。

4-8

最後まで抗がん剤をやりすぎない

抗がん剤には
やめどきがある

CHECK!

☑ 状況によって抗がん剤の使用目的が違う
☑ 抗がん剤治療をやめる選択肢もある
☑ 過剰な抗がん剤の使用は命を縮めることも

 抗がん剤について知っておいてほしいことは、**使う状況によって目的が違うということです**。進行がんや再発がんでは、できるだけがんの進行を抑え、症状を和らげるために使います。

 つまり、**進行がんでは、がんとより良く共存していくために抗がん剤治療を行う**ということですね。

終末期に積極的治療を受けていた患者さんの割合

**180日以内の
積極的治療
7%**

**積極的治療なし
14%**

**90日以内の
積極的治療
14%**

**30日以内の
積極的治療
65%**

日本の実態として、
終末期に抗がん剤などの
積極的治療が多いです

出典：『がん患者白書2016』がん遺族200人の声
「人生の最終段階における緩和ケア」調査結果報告書より

そうです。患者さんやご家族にも、**過剰な抗がん剤の使用は避けたほうがいいことをご理解いただきたい**ですね。中には、抗がん剤を使えば奇跡が起こって、進行がんが治癒するのではないかと考える方もいらっしゃいます。だから、どんなにつらくても我慢して、最後の最後まで抗がん剤治療を続けたいとおっしゃる場合も多いのですが、それは決して適切ではないのです。

やめる基準のようなものはあるのですか？

がん細胞は遺伝子変異を繰り返しますから、抗がん剤がだんだん効かなくなってくるのです。やりすぎはむしろ命を縮めることもあります。抗がん剤はいちばん治療効果が高いものから使い、それをファーストラインといいますが、セカンドライン、サードラインと抗がん剤を替え、今はフォースラインぐらいまでで限界です。ですから、**ある時点で、抗がん剤はやめるべきです。**個人によって違いはありますが、アメリカの臨床腫瘍学会がガイドラインとして出しているものが下の表です。

抗がん剤をやめる基準

1　1日の半分以上は就床しているような全身状態が悪いとき
2　エビデンスに基づいた前治療が無効のとき
3　臨床試験の適格基準を満たさないとき
4　さらなる抗がん剤治療による臨床的意義を支持する強いエビデンスがないとき
5　特定の標的分子異常を持つ患者さんに対するエビデンスが得られていない分子標的治療

出典：米国臨床腫瘍学会（ASCO）の「やってはいけないリスト」より

119

がんとうまく付き合いながら、人生を諦めない

積極的治療は終わっても治療はなくならない

- ☑ 標準治療は意外に早く終わることも
- ☑ 最善を期待して、最悪に備える
- ☑ サバイバーとしてがんとうまく付き合う

 進行がんや再発、転移が見られるがんの患者さんで、「もう、できる治療はない」とお医者さんから告げられ、絶望してしまったという話を聞くことがあります。

 ひどい言い方です。**治療がないなんて、そんなことはないですよ。**たしかに進行がんの場合、標準治療と呼ばれる積極的治療は意外と早く終わってしまいます。抗がん剤などを使った積極的治療には限界がありますが、だからといって諦めるという意味ではないのです。緩和的治療(緩和ケア)は最期までできる治療です。

 治療が終わる、限界があるというだけで患者さんには厳しいことだと思います。もっとやれることがあるのではないかと思ってしまうのではないでしょうか?

 その通りです。私もそういう言い方はよろしくないと思います。**そもそも、抗がん剤をやめたからといってすぐにがんが悪化するものではありません**し、治療自体はなくなりませんよ。

 標準治療は終わってしまうんですよね?

 積極的治療には限界があるということです。しかし、すでにお伝

えしたように、**緩和ケアも立派な標準治療です**。98ページでも
ご紹介しましたが、**延命効果も実証されています**。だから諦めな
いでほしいと思います。人生において、何が起きるかはわかりま
せん。しかも、がんの治療は日進月歩で進化しています。**逆転満**
塁ホームランを期待できる抗がん剤として、免疫チェックポイン
ト阻害剤なども登場してきています。保険適用になる新しい放射
線治療なども出てきています。ですからがんの治療では「最善を
期待して、最悪に備える」、これが何よりも大事なんですよ。

期待は持っていてもいいんですね。「がんサバイバー」という言葉
があるくらいですから、たしかにそうですね。

その言葉が広がっていること自体、「がん＝死」ではないというこ
との表れです。全国で500万人以上いらっしゃいます。そのため
には、**むやみに「がんを克服する」とか、「がんに打ち勝つ」とか、**
マスコミが好んで使うような言葉に惑わされることなく、がんと
うまく付き合っていってほしいのです。この感覚はとても大事だ
と思います。

そのために必要なことは何でしょうか？

これは緩和ケアのところでもお話ししましたが、やはりご自身の
QOLをいちばんに考えるということです。がんがある、ないにか
かわらず、生活の質や人生の質が上がることは、その人にとって
幸せなことではないでしょうか。**がんの治療を諦めない、という**
より人生を諦めない、ということが大切と思います。人生を諦め
ないとは、自分が大切にしていること、好きなことを諦めないと
いうことです。ですからステージ4でも、再発や転移があっても、
どうかご自身の人生を大切にしてほしいと思います。

トンデモ医療、インチキ商法には引っ掛からない

- ☑ インターネットなどの情報をうのみにしない
- ☑ 6つのポイントをチェックしよう
- ☑ 効果をうたう「3た論法」には注意が必要

インターネット、雑誌や書籍、あるいは SNS などにがんに関する情報はあふれかえっています。中にはとんでもないものやインチキとしか思えないものもありますが、そうしたものに引っ掛からないために気をつけるべきことは何でしょうか？

がんを治したい一心でそういうものを信じたくなる気持ちはわかります。なので、インターネットなどでよく見かけるもので、こういう表現には**気をつけたほうがいいというものを6つのポイントにまとめました。右ページの表をぜひ、参考になさってください。**

表の2や3などは、がんを検索するとよく見かける表現ですね。

まず表の1について言えば、高額な医療ほどよく効きそうだと人は思ってしまいます。しかし、**本当にがんの治療で効果があるものは、標準治療として健康保険が適用されています。**保険でカバーするほどの価値があるということです。それに対して、自由診療や自費診療は有効性が証明されていないからこそ保険適用にならずに高額なのです。**少なくともがんの治療においては、保険がきかないという時点であやしいものだと思ってください。**

2つめの「どのがんにも効く」も信用してはいけないのですね？

がんのトンデモ医療を見分ける6つのポイント

1 保険がきかない高額な医療（自費・自由診療）
2 「どのがんにも効く」という文言
3 「免疫力アップ」をうたっている
4 個人の体験談が紹介されている
5 細胞実験や動物実験の証拠しかない
6 「がん予防に効果がある」と「がん治療に効果がある」は同じではない

出典：『世界中の医学研究を徹底的に比較してわかった 最高のがん治療』津川友介・勝俣範之・大須賀覚（ダイヤモンド社）

 どのがんにも効く治療法など存在しません。そんなものがあったら、世界中のがん治療の専門家はすぐに飛びつくでしょう。

 免疫療法という言葉があるせいか、3つめの「免疫力アップ」もつい信じたくなります。

 ちまたには、免疫力アップをうたった健康食品などが山のようにあります。それ自体があやしいのですが、**がんの治療に効果がある食品など科学的には確認されていません**。保険適用になっている免疫療法（免疫チェックポイント阻害薬や、CAR-T細胞療法）はありますが、それ以外は信用できません。とくに**自由診療の「免疫細胞療法」をうたったものには、くれぐれも注意**してください。両者は似て非なるものです。

 6つめも微妙な表現だけに誤解しやすいですね。

 がんになるリスクを下げることが予防ですが、治療とはがんを治すことです。**予防と治療は違います。そこを一緒くたにして宣伝している**ようなものには、決してだまされないでください。

ほかにもこれらのポイントの中で、とくに注意が必要だというものはありますか？

4つめの個人の体験談ですね。これは、「ある人がある治療を行った」「それによって病気が治った」「だからその治療は病気に効果があった」という論法を象徴するものです。少数の経験談をもとに治療効果を強調したものですが、**数人に効果があったからといって、他の人、多くの人に効果があるとは限りませんね。**

たしかに、効果があった人は、たまたまそうだっただけかもしれませんし、それがすべての人に当てはまるとはいえない。

このような論法を「3た論法」といいます。「使った」「治った」「効いた」の3つの「た」をまとめた言い方です。右のページの「お金がたまる金の財布」を例にあげて説明しましょう。

通販サイトなどで見かけますね。つい見てしまいます。

少し冷静になって考えればよくわかるのですが、金の財布かどうかにかかわらず、たまたまお金がたまったのかもしれません。また、お金がたまった人だけが大騒ぎしているだけで、ほとんどの人はたまらなかったから黙っているだけかもしれません。金の財布を買えるくらいですから、もともとお金持ちだったとも考えられます。このように、金の財布を買ったこととお金がたまったことには因果関係はないんですね。それを**「買った」「たまった」「効果があった」と無理やりこじつけている**のです。

たしかに、これも個人の体験談と同じで、誰にでも当てはまるとは限らないということですね。

そうですよ。ですから、個人の経験を根拠に効果を強調している

ような治療法は信じてはならないのです。まして、**がんはきわめ
て個人差が大きい病気です。数人に効果があったからといって、
それだけでがんに効果があるとはいえません**。とくに、がんに効
くとうたった民間療法や健康食品のたぐいには、こうした宣伝が
多く見られます。落ち込んでいたり、つらい気持ちになっていると、
ついつい付け込まれるものです。元気なときはすぐに見破れるこ
うしたトンデモ医療やインチキ医療には近づかないでほしいと思
います。それは著名な人が言っているからとか、権威が説明して
いるからも同じです。レビューや評判もあてになりません。
YouTube が規制を開始しましたが、**まじめな人ほど引っ掛かりや
すいもの**です。とにかく近づかないこと。百害あって一利なしです。

お金がたまる金<ruby>金<rt>きん</rt></ruby>の財布の「3た論法」

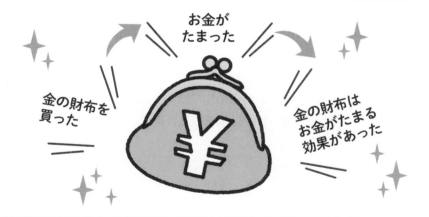

- ・たまたまお金がたまった
- ・お金がたまった人だけが話題になった
- ・金の財布を買える人は、もともとお金持ち
- ・お金がたまったというのは本当か
- ・別の財布でもお金がたまった可能性がある

出典：毎日新聞「医療プレミア」／がんによくある誤解と迷信／「3た論法」って知っていますか？　2023 年 2 月 24 日

がん治療に生活の制限はありません。
でも過剰に何かをすることは禁物！

　がんの治療を受けておられる患者さんの多くから、「してはいけないこと」についてよく聞かれます。しかし、がん治療においては、原則的に生活上の制限はありません。医学の父とされる古代ギリシャのヒポクラテスが遺したとされる言葉の１つに、「comfort always」がありますが、その言葉の通りに「常に快適でいる」ことが、がん治療の理想でもあります。

　逆に、よくないのが、がんをよくしようと思ったり、心配したりするあまり、何かを「過剰に」してしまうことです。たとえば、極端な食事制限（糖質や脂質などのカット）をしたり、あるいは必要以上に運動をしたり、ビタミンＣなどのサプリメントを摂取したりすることは、治療の妨げになったり、体調を悪化させたりする危険性があります。治療中とはいえ、普通に健康的な生活を送るのがいいのです。

　適度に好きなものを食べ、好きなことをして、常に快適でいることは、いわゆるQOL（生活の質、人生の質）を高めることにつながります。それが、最良の治療ともいえます。緩和ケアも、そうした考え方に基づいたものです。

　私の患者さんですが、ステージ４の状態でありながら、抗がん剤治療を続けながら世界中を旅していらっしゃる方がいます。彼女にとっては、世界旅行がQOLを上げることにつながっているのです。

治療費と仕事の おトクな公的制度と サービス

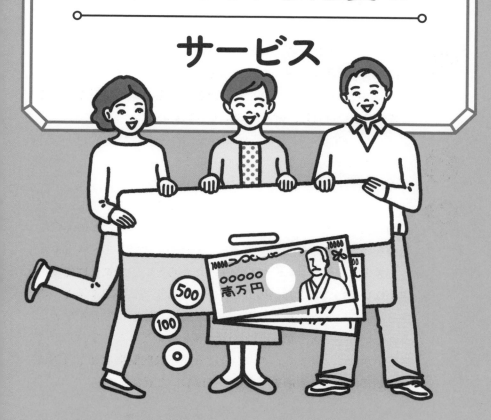

仕事か治療かの二者択一ではない

がんになったからといって仕事は辞めないで

☑ 働きながらでも治療は受けられる
☑ 通院しながら仕事をしている人は約45万人
☑ 入院日数も年々、減ってきている

 がんの治療を続けながら働くことは困難と考える人が53.5％に上るという世論調査の結果が、2023年10月に内閣府から発表されました。がんの治療に専念するために仕事を辞める人も多いのでしょうか？

 たしかに、がんになると4割ぐらいの方は仕事を辞めています。中には職場に理解がないために解雇された人もいますが、自ら退職するのはお勧めできませんね。通院で治療を続けながら仕事をしているという方は、確実に増えていますよ。

 仕事か治療かの二者択一ではないということですね？

 はい。今は手術でも平均すると2週間程度で退院できます。抗がん剤治療も、通院でやろうと思えばやれます。ほとんどの場合、治療を続けながら仕事ができるし、一時的に休職しても職場復帰もできます。ですから、がんになったからといってすぐに仕事を辞めないでいただきたいのです。そもそも治療に専念すると、ご自身のQOLを下げることにつながります。仕事が生きがいという人もいるでしょうから、簡単に仕事を辞めてしまってはその生きがいがなくなります。次項から紹介する公的制度なども上手に利用して、仕事と治療を両立させてほしいと思います。

■ がんで通院しながら仕事を続けている人は、約45万人

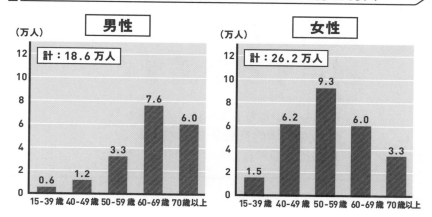

注：1）入院者は含まない。
2）「仕事あり」とは、調査の前月に収入を伴う仕事を少しでもしたことをいい、被雇用者のほか、自営業主、家族従業者等を含む。
なお、無給で自家営業の手伝いをした場合や、育児休業や介護休業のため、一時的に仕事を休んでいる場合も「仕事あり」とする。
資料：厚生労働省「2019年国民生活基礎調査」を基に同省健康局にて特別集計したもの

■ 平均入院日数は、手術でも2週間程度

傷病名	総数	0～14歳	15～34歳	35～64歳	65歳以上
胃がん	19.2	8.1	12.5	13.0	20.8
大腸がん	15.7	8.8	12.7	11.7	17.1
肝がん、胆道がん	16.9	15.7	36.5	13.0	17.1
肺がん	16.3	12.5	9.7	13.3	17.1
乳がん	11.5	5.5	7.1	8.4	15.7

（単位：日）出典：厚生労働省「患者調査　2017年度」傷病分類別にみた年齢階級別退院患者の平均在院日数

がんの治療費は高額になっている

公的制度をとことん 利用する準備を

☑ 申請しないともらえない
☑ 公的な経済的支援制度は複数ある
☑ がんと診断されたらすぐにチェックして

がんになると、治療費などのお金のことも心配です。

標準治療は保険でカバーされるとはいえ、最近のがん治療はお金がかかります。新しく登場してきた抗がん剤などは、私でもびっくりするくらい高額なものもあります。**高額な治療費を副作用の1つとしてとらえる見方もあるくらい**です。

ますます心配になってきます。どうすればいいでしょうか？

がんと診断されたらすぐに、公的に利用できる経済的な支援制度を調べておくことが大切です。右のページに主な公的制度をあげておきました。日本では全員が健康保険や介護保険に加入しています。それぞれの**所得によって決まっている支払い上限を超えたらお金が戻ってくる制度**や、**65歳未満でも受給できる年金**もあります。**制度を活用するのは患者さんの権利**です。原則、申請しないともらえないものがとても多いので注意してください。

そうなのですか！　相談先はどういうところになりますか？

まずはがん相談支援センターの相談窓口に聞いてください。相談は無料ですよ。

診断後からチェック！利用できる主な公的制度

高額療養費制度	1か月間（1日〜末日）に医療機関や薬局の窓口で支払った医療費が、一定額（自己負担限度額）を超えた場合、超えた分の金額が払い戻される制度。自己負担限度額は、年齢や所得によって定められている。 **相談・申請先など** 加入している公的医療保険の窓口
傷病手当金	会社員や公務員などが病気による休職などで収入が確保できなくなったときに、基準に応じた金額を受給できる。国民健康保険の被保険者は対象外（一部の国保組合では利用できる場合もある）。 **相談・申請先など** 加入している公的医療保険の窓口、勤務先の担当部署など
障害年金	病気などで生活や仕事などが制限されるようになった場合、65歳未満でも年金が支給される。がんの患者でも、がんの進行や抗がん剤の副作用などで生活や仕事が制限される場合に、受給可能。 **相談・請求（申請）先など** 市区町村の国民年金担当課、年金事務所・担当共済組合事務局、年金相談センター、社会保険労務士など
介護保険	40〜64歳の医療保険加入者（第2号被保険者）と、65歳以上の介護保険の被保険者（第1号被保険者）に分けられる。第1号被保険者は、介護が必要となった場合に誰でも介護保険のサービスを利用できる。第2号被保険者は、末期がんで治療が難しくなり、生活で何らかの介護が必要になった場合に介護保険を申請できる。住民票のある市区町村に申請して要介護認定を受けるとサービスが利用できるようになるが、要介護状態の区分によって、サービス内容や月ごとの給付費の上限が決まっている。

第**5**章　治療費と仕事のおトクな公的制度とサービス

申請しないともらえない制度が大半です。65歳未満でも、自分が該当しないかチェックしましょう

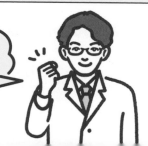

一定額以上は戻ってくる 高額療養費制度

☑ 所得によって自己負担額が決まっている
☑ 加入する公的医療保険に申請する
☑ 病院や薬局の窓口での支払いを軽減できる仕組みも

 治療費の負担を軽くできる公的な制度があるということでしたが、どんなものがあるのですか？

 まずは前ページの図にもある**「高額療養費制度」です**。これは比較的よく知られていて、だいたいどこの病院でがんの治療を受けても利用を勧められる制度です。海外ではこうしたものを聞いたことがありません。**日本が誇る医療費の支払いに関するすばらしい制度の1つだと思います**。なお、ここでいう病院の窓口での支払額には入院時の食事代や差額ベッド代は含まれません。そのほかの支給条件については、右の表を参考にしてください。また、70歳以上と70歳未満の方では自己負担限度額も異なります。

 仮に私が70歳未満だとして、年収が500万、1か月の医療費が100万円、窓口での負担が3割だとするとどうなりますか？

 右下の表に従って計算すると、自己負担限度額は8万7430円です。窓口ではいったん30万円支払うことになりますが、**差額の21万2570円が高額療養費として戻ってきます**。

 それは大きいですね。どのように申請すればいいのですか？

高額療養費制度

←――――――――――― 対象となる医療費の総額 ―――――――――――→

健康保険が支払う分　　　　　　　　　患者が支払う分

7 割	3 割

高額療養費の支給額　　　　　　自己負担限度額

支給の条件

1 月初から月末まで 1 か月ごとに計算
2 医療機関ごとに計算
3 同じ医療機関でも入院と外来は別計算
4 同じ医療機関でも医科と歯科は別計算
5 入院時の食事代や差額ベッド代などは対象外

70歳未満の1か月の自己負担限度額

所得区分	1 か月の上限額（世帯ごと）	多数回該当
年収約1160万円～	252,600円＋（医療費－842,000）×1％	140,100円
年収約770万円～約1160万円	167,400円＋（医療費－558,000）×1％	93,000 円
年収約370万円～約770万円	80,100円＋（医療費－267,000）×1％	44,400円
～年収約370万円	57,600円	44,400円
住民税非課税者	35,400円	24,600円

※多数回該当とは、過去12か月以内に3回以上、上限額に達した場合に、4回目から自己負担額が引き下げられること
出典：『がん情報サービス』国立がん研究センター

基本的には、ご自身が加入している健康保険組合や市町村国保などの**公的医療保険の窓口に高額療養費の支給申請書を提出**することで支給が受けられます。

 申請したらすぐにもらえるのですか？

 だいたい**受診した月から3か月程度かかるものと思ってください。**というのも、高額療養費は申請後に医療保険機関で審査したうえで支給されるのですが、この審査は病院などから医療保険へ提出する診療報酬の請求書（レセプト）の確定後に行われるので、ある程度時間がかかってしまいます。もし、至急に医療費を支払うのが困難なときには、**無利息の高額医療費貸付制度もあります。**貸付の条件などはご加入の医療保険によって異なりますので、問い合わせていただきたいと思います。

 なるほどです。ところで、多数回該当というのは、なんでしょうか？

 過去12か月以内に3回以上、上限額に達した場合は、4回目から自己負担額の上限が引き下げられることですね。さきほどの例なら、1か月4万4400円になります。

 治療を受けてしばらくたってからこの制度のことを知ったとか、知ってはいたが忙しかったり、うっかりしていたりして、申請するのを忘れていたという場合は、諦めるしかないのでしょうか？

 心配しなくても大丈夫です。高額療養費の支給を受ける権利は、診療を受けた月の翌月の初日から2年間です。この2年間の高額療養費であれば、**過去にさかのぼって支給申請をすることができます。**

 それを聞いて安心しました。もっとほかに治療費の負担を軽くする仕組みなどはありませんか？

下図でも解説していますが、**あらかじめ医療費が高額になるとわかっている場合には、「限度額適用認定証」を取得しておきましょう**。それがあれば、医療機関での窓口支払い時に、支払いが最初から自己負担限度額までになります。要するに、高額医療費支給の申請をいちいちしなくても済むというものです。これも、加入している医療保険の窓口に申請することで、取得することができます。また、**世帯合算という仕組みもあります**。これは同じ医療保険に加入していることという条件がありますが、1人1回分の支払い額が自己負担額の上限を超えない場合でも、同じ世帯の人がそれぞれに支払った自己負担額を1か月単位で合算して、それが一定額を超えたときは、その分を高額療養費として支給してもらうというものです。詳しいことは、加入している医療保険に問い合わせてください。

高額療養費の支払いに関しては、いろいろと助かる仕組みがあるのですね。利用しないと損ですね。

こちらも忘れずチェック！

便利な限度額適用認定証

医療費が高額になりそうなことがあらかじめわかっている場合は、加入している公的健康保険から「限度額適用認定証」を事前に取得しておき、それを医療機関の会計時に提示することで、支払い額そのものを自己負担限度額まで抑えられる。

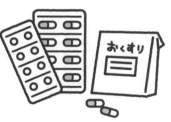

院外薬局での支払いが高額になった場合

本来、医療機関と院外薬局の支払いは別々のものと見なされ、それぞれの支払いが21,000円以上にならないと合算して高額療養費制度の申請はできないが、一部の保険組合では医療機関と院外薬局の支払いを合算して申請することができる。加入している保険組合に確認してみよう。

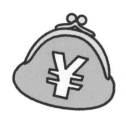

確定申告の医療費控除で さまざまな費用を取り戻す

- ☑ 医療費控除は部屋代や食事代も適用される
- ☑ 1年間に10万円を超えると申請できる
- ☑ 世帯全員の医療費を合算できる

 1月から12月までの1年間に一定額以上の医療費の自己負担があった場合、**納める所得税の一部が控除されるのが、「医療費控除」**です。控除額は、以下の式を参考にしてください。

確定申告の医療費控除を使う

| 1月~12月に支払った **医療費の総額** | − | 保険などで 補填された金額 | − | **10万円**※ | = | **医療費控除の 対象になる金額** |

※所得の合計が200万円までの場合は所得の合計額の5%

 これは、治療を受けた本人だけが対象なのですか?

 本人だけでなく、**配偶者や親族などの生計を1つにしている世帯全員の医療費が対象**になります。

 医療費控除の対象として認められるものは、何でしょうか?

 医師による診療・治療費、通院費(公共交通機関が利用できない場合以外のタクシー代、自家用車のガソリン代や駐車場料金は対象外)、入院の際の部屋代や食事代、治療や療養に必要な医薬品代などです。なお、個人の希望による差額ベッド代は対象外です。

広範囲ですね。**通院のための交通費や入院時の食事代まで認められるのは大きい**です。どんな手続きが必要ですか？

 確定申告書を所轄の税務署に提出します。インターネットでの申請も可能です。**過去5年以内であれば、還付申告もできますよ。**

がんの治療にかかる主な費用

公的医療保険等の対象

診療費　検査費　入院費　入院時の食事代
手術・放射線治療・薬物療法などの費用

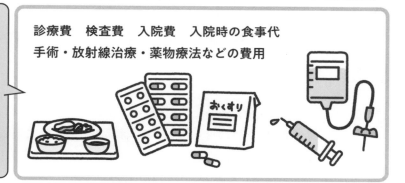

そのほかにかかるお金

入院時の差額ベッド代　診断書などの文書費
通院時の車代　入院時の日用品代など

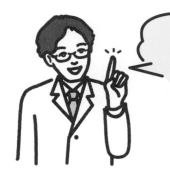

領収書が発行されないものは
療養日記として
記録しておくといいですよ

途中で出勤しても通算でもらえる

会社を休職したら
傷病手当金を

☑ 会社員や公務員が対象の制度
☑ 給料の日額の 3 分の 2 が支給される
☑ 通算で 1 年 6 か月、支給期間がある

手術などで休職すると、月々の給与がもらえませんね。

そういうときに利用したいのが、「傷病手当金」です。これは会社員や公務員などを対象とした制度で、**休職している間、1日につき、給料の日額の 3 分の 2 が支給されます**。詳しい金額は、右ページの計算式を参考にしてください。2022 年には支給期間が「最長で 1 年 6 か月」から「通算で 1 年 6 か月」に変わりました。

傷病手当金　待期の考え方

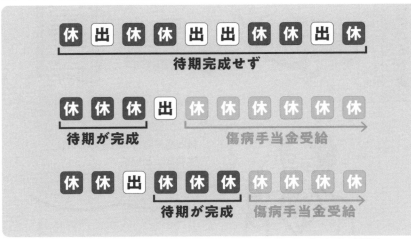

出典：全国健康保険協会ホームページ

支給される条件は、どうなっていますか？

 次の4つの条件をすべて満たす必要があります。（1）業務外の事由による病気やケガの療養のための休業。これはがんによる休職だからクリアですね。（2）仕事をすることができない。**(3) 3日以上、連続して仕事ができなかった。**この3日間を待期期間と呼びますが、これには有給休暇、公休日も含まれます。（4）休業した期間に給与の支払いがないこと。ただし**給与の支払いがあっても、傷病手当金の額より少ない場合は、その差額が支給**されます。障害手当金などを受給する場合は制限もあります。まずは勤務先の担当部署に確認し、加入する医療保険の窓口に支給申請書を提出しましょう。

▌支給期間は通算1年6か月まで

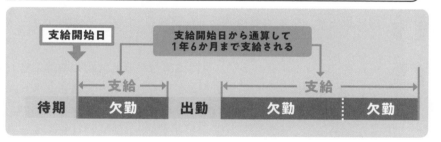

出典：全国健康保険協会ホームページ

▌計算式

支給される傷病手当金の額

1日あたりの支給額

$$= \left[\frac{\text{支給開始日以前の継続した12か月間の}}{\text{各月の標準月額を平均した額}} \right] \div 30\text{日} \times \frac{2}{3}$$

出典：全国健康保険協会ホームページ

65歳未満でも働きながら年金がもらえる

診断から1年6か月以上
経過していたら障害年金

☑ 現役世代でも受給できる年金
☑ 申請しないともらえない
☑ 社会保険労務士に相談するのがベター

いまだに誤解が多いのですが、ぜひとも知っておいてもらって、利用していただきたいのが、「障害年金」です。**障害年金は、老齢年金や遺族年金と並ぶ、公的な年金制度の1つで、条件を満たせば65歳未満の現役世代でも受給できます。**

障害年金というと、身体障害者手帳を持っている人が対象ですか？

いいえ、まったく違います。**身体障害者手帳とは別の制度です。**たしかに障害年金を受給するためには障害等級を定める必要がありますが、それは身体障害者手帳にある等級とは違います。しかも、身体障害者手帳の取得に必要となる診断書は、指定された医師しか書くことができませんが、**障害年金申請の診断書は、医師なら誰でも書くことができるのです。**とはいえ、障害年金の制度自体をご存じない医師も多く、請求（申請）に必要な診断書を書いたことがないとおっしゃる医師もたくさんいます。

なんだか難しそうですね……。障害年金とはどのようなものか、もう少しわかりやすく教えてもらえますか。

そもそも年金制度は、働いて収入を得ることが難しくなったときの所得補償です。だから**高齢者だけのものではないのですよ。**障

65歳未満でも
受給できる

※ 65歳未満の配偶者や高校生
以下の子どもの有無で加算あり

直近1年間に
年金保険料の
未納がないなど
の納付要件を
クリア

診断から
1年6か月以上、
経過している

申請しないと
もらえない

働きながらでも
受給できる

害年金は病気などで働くことが難しいときの生活保障ですから、がん患者さんも、**がんによる機能障害や、全身の衰弱、抗がん剤の副作用などで生活や仕事が制限される場合には年金を受給することができます**。たとえば副作用で手指がしびれてこれまでの仕事が続けられなくなった場合なども対象です。ただ、残念なことですが、がんの患者さんでこの障害年金を受給している方の割合は、ほかの病気に比べてとても低くなっています。

たしかに、がんでももらえる公的な年金があるとは、知らない人も多いと思います。

それは、**請求（申請）しないともらえないからですね**。私たちは、年金保険料をかなり長きにわたって積み立ててきていますが、老齢基礎年金の受給開始年齢は原則、65歳以降から。しかし障害年金は、がんなどに罹患された方は、**その年齢まで待つ必要はないということです**。せっかくこうしたいい制度があるのですから、使えるときに使わなければ損だと思いますよ。

なるほど！　黙っていてはもらえないわけですね。ところで、年金というと、いわゆる国民年金と厚生年金がありますが、障害年金も2階建てになるのですか？

仕組みはそうですね。2種類に分けられています。ポイントは、初診時に国民年金に加入していた方は「障害基礎年金」、厚生年金に加入していた方は「障害厚生年金」ということです。この2つで2階建ての構造になっていて、厚生年金に加入している会社員の方などは2級以上なら、障害基礎年金に上乗せして、障害厚生年金も受給できます。配偶者や子どもの分の加算もありますよ。

家族分の加算は大きいですね。ちょうど教育費がかかる期間であったり、がんで仕事が制限されたり、支障が出たりしている方にとっては、かなり助かります。**障害年金を受給するには、どういった手続きが必要なのでしょうか？**

原則として、**初診日から1年6か月以上経過**した日（これを障害認定日といいます）以降に請求手続きを行えます。**喉頭全摘手術等の場合は1年6か月待たなくてもすぐに請求できます**。請求にあたっては、保険料納付などの要件がありますから145ページを参考にしてください。請求するには、受診状況等証明書などの初診日を確認できる書類、医師の診断書、病歴・就労状況等申立書、そのほかの必要書類などをそろえ、障害厚生年金ならお近くの**年金事務所や年金相談センター**に提出、障害基礎年金なら加えて、

がんによる障害には、抗がん剤の副作用も含まれる

局所的な がんの障害

咽頭がんによって声が出ない、骨肉腫による人工関節、直腸がんによる人工肛門など

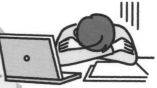

抗がん剤の 副作用

発熱、しびれ、疲労感など

全身の 衰弱

がんの増殖によって全身が弱る

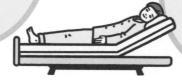

日常生活の支障によって等級が変わる			
重い障害 （1級）	やや重い障害 （2級）	やや軽い障害 （3級）	軽い障害 （一時金）
常に介護が 必要な状態 ・身の回りのことが できない ・概ね活動の範囲が ベッド周辺	**常ではないが、 随時、介護が 必要な状態** ・活動範囲が概ね 家屋内で、自力で 外出ができない ・会社に出勤して働 くことは困難で、 自宅でも横になっ ていることが多い ・時間は多少かかる が、身の回りのこ とはできる ・通常の労働は困難	**労働に著しく 制限を受ける状態** ・身の回りのことは できる ・会社に出勤して働 くことはできるが 健常者と同じよう に働くことはでき ない ・労働に制限があり、 軽労働に限られる ・時短勤務など労働 時間に制限を 受ける	**障害の程度が 1～3級よりも 軽く残り、生活に 支障がある**
1級障害厚生年金 1級障害基礎年金	2級障害厚生年金 2級障害基礎年金	3級障害厚生年金	障害手当金

市区町村役場の窓口にも提出できます。

審査期間はどのぐらいですか。

審査の結果に3～4か月、それから年金証書が届いて2か月以内に振込通知書が届きます。そして初回の振込ですから、請求の準備に取り掛かってから**年金が振り込まれるまで少なくとも6～7か月は見ておいたほうがいいでしょう**。大まかな流れについては、149ページを参照してもらえればと思います。

そんなにかかるのですか！　ところで障害年金の審査では、**面談のようなものはないのですか？**

ありません。**障害年金は書類審査だけです**。がんの場合、認定審査では、「就労もできているのだから、障害の程度が軽いのではないか」と見られがちです。だからこそ、仕事の内容や、**職場で受けている援助や配慮、職場での様子などをしっかり伝える**ことが肝心です。

必要書類をそろえる準備も含めて、支給の決定や実際の支給までは、けっこう手間も時間もかかりますね。

ですから**障害年金を請求することに決めたら早めに準備したいです**。会社員などで傷病手当金を支給されている方はその期間のうちに準備したほうがいいかもしれません。でも、仮に請求するのが遅れたとしても、すべてとは限りませんが、**最大5年分をさかのぼって受給できる**可能性がありますから、簡単に諦めないでくださいね。

支給が決定されたとして、148ページの表にしたがえば、たとえば障害基礎年金で、障害等級が1級、子どもが2人いる場合、毎

保険料納付の要件には2種類ある

1 初診日の前日において、初診日の属する月の前々月までの年金の被保険者期間で、その期間中、保険料が納付もしくは免除されている期間が3分の2以上であること。

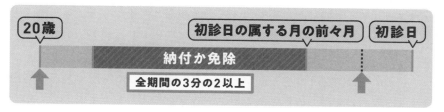

2 初診日において65歳未満で、直近の1年間に保険料の未納がない。

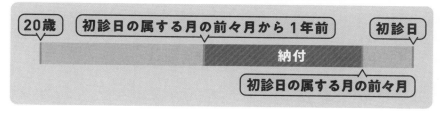

月約12万円を受給できることになりますね。障害厚生年金の方は、そこにさらに上乗せがあるから、**会社勤めの方にとっては、ずいぶん手厚い制度ですね**。

そうです。だから障害年金は、ぜひとも利用してほしいのです。障害年金をもらいながら働くことで、治療費や生活費に対する不安を少しでも和らげることができます。また、体調が思わしくないときに、無理して働き続けなくて済みます。さらに、**たとえば正社員からパートタイムに変更するなど、働き方そのものを見直すこともできます**。もしかしたら、がんになったことで人生観そのものが変わるきっかけになるかもしれませんね。

まさに、がんと共存しながら生きていくことを可能にさせる制度ですね。ところで、今、お話をうかがっていても、請求や手続き

第5章 治療費と仕事のおトクな公的制度とサービス

は一般の人にはかなり複雑でわかりにくい面があると思いました。障害年金を請求したいけれどよくわからないというときは、どこに相談すればいいですか？

請求に必要な診断書も、一般の診断書とは異なっているため、書いたことのない医師にとってはかなりハードルが高いものです。**とはいえ、まずは医師にたずねるのがいいと思います**。また、がん相談支援センターやソーシャルワーカー、市区町村役場の国民年金の窓口、近くの年金事務所や年金相談センターなどでも相談に応じてくれます。**しかし、いちばんのお勧めは、社会保険労務士さんに相談することです**。

人事とか、労働条件とかの問題に関して、企業や従業員から相談を受ける、社会保険労務士さんですか？

はい。社会保険労務士さんの中には、障害年金にとても詳しい方がいらっしゃいます。私も請求についていろいろ教えてもらっています。中には、がんの患者さんの障害年金の相談を中心にやっている方もいます。**請求の代行や医師との連絡などもやってくれます**。初めての人が年金事務所に行くと、厳しい対応を受けることもあるようです。障害年金は**請求したからといって、必ずしも認められるとは限りません**。手続きのやり直しや再審査請求もできるのですが、それがかなりやっかいだとも聞いています。最初から障害年金に詳しい社会保険労務士さんに依頼して請求したほうが無難かもしれません。

そうなのですね。では、障害年金に詳しい社会保険労務士さんは、どこで探せばいいでしょうか？

都道府県ごとに社会保険労務士会があります。166 ページに全国の会員リストが案内されている連合会の URL を掲載しますね。

請求（申請）時に伝えたいポイント

障害年金の請求では、労務や日々の家事は、職場や家庭内での支援や配慮があって続けられていることを具体的に伝えよう。患者が専業主婦の場合は、買い物には必ず家族に付き添ってもらう、洗濯物は重くて干せないなど。会社員なら、フルタイム勤務は難しく、また、通院や休憩のための欠勤、遅刻・早退を認めてもらっているなどの就労の実態をていねいに。

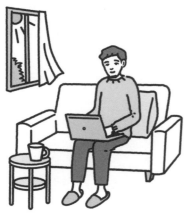

会社の配慮で、在宅ワークに切り
替えてもらった

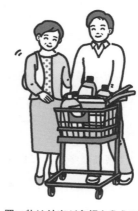

買い物は外出が負担なうえに荷物
も重いので必ず家族が随行

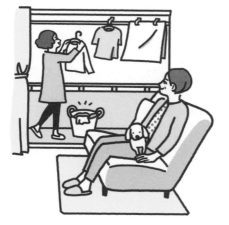

洗濯物は重くて持ち上げられない
ので家族に干してもらっている

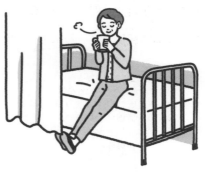

出勤時は、折々に休憩室で休ませ
てもらって業務を続けている

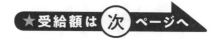

★受給額は 次 ページへ

		1 級	2 級	3 級	
障害厚生年金	（厚生年金加入者）	配偶者の加給年金 22万8700円	配偶者の加給年金 22万8700円		
		障害厚生年金（1級）	障害厚生年金（2級）	障害厚生年金（3級） ※最低保障額 約60万円	障害手当金（一時金） ※最低保障額 119万2600円
		＋	＋		
障害基礎年金	（国民年金または厚生年金加入者）	子の加算額（第1子・第2子）各22万8700円 ※第3子以降は 各7万6200円	子の加算額（第1子・第2子）各22万8700円 ※第3子以降は 各7万6200円	なし	なし
		障害基礎年金（1級）99万3750円	障害基礎年金（2級）79万5000円		

※子とは 18 歳になったあとの最初の 3 月 31 日までの子、または、20 歳未満で障害等級 1 級または 2 級の状態にある子
※配偶者とは、生計を維持される 65 歳未満に限る。金額は一律。

▌障害厚生年金の計算式（年額）

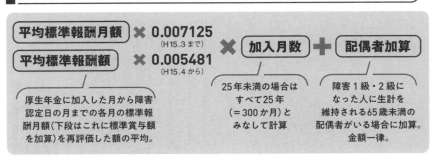

平均標準報酬月額	✕ 0.007125 （H15.3まで）
平均標準報酬額	✕ 0.005481 （H15.4から）

✕ 加入月数 ＋ 配偶者加算

厚生年金に加入した月から障害認定日の月までの各月の標準報酬月額（下段はこれに標準賞与額を加算）を再評価した額の平均。

25年未満の場合はすべて25年（＝300か月）とみなして計算

障害 1 級・2 級になった人に生計を維持される65歳未満の配偶者がいる場合に加算。金額一律。

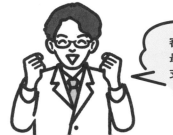

審査に時間と手間がかかりますが、最大 5 年前までさかのぼって支給されます。ぜひチャレンジを

▌障害年金の支給まで、審査に3、4か月、手続きに50日かかる

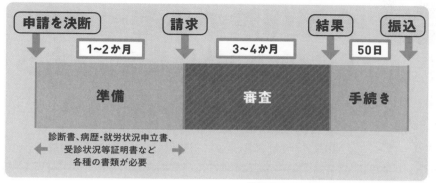

※障害年金と傷病手当金は同時に受給することはできない。

▌受給目安額（月額。金額はおよそ〔約〕）

会社員や公務員などは上の基礎年金と厚生年金を合算した金額。

障害基礎年金 （国民年金または 厚生年金加入者）	子供が いない	子供が 1人	子供が 2人
1級	月額8.3万円	月額10.2万円	月額12.1万円
2級	月額6.6万円	月額8.5万円	月額10.4万円
3級	なし		

障害厚生年金 （厚生年金加入者）		標準報酬月額（+標準賞与額）の平均		
		20万円	30万円	40万円
1級	配偶者なし	月額4.5万円	月額6.7万円	月額8.9万円
	配偶者あり	月額6.4万円	月額8.6万円	月額10.8万円
2級	配偶者なし	月額3.6万円	月額5.3万円	月額7.1万円
	配偶者あり	月額5.5万円	月額7.2万円	月額9.0万円
3級	配偶者なし	月額5.0万円	月額5.3万円	月額7.1万円
	配偶者あり	/	/	/

※金額は以下の前提で試算。実際の年金額は個々のケースで異なる。■厚生年金の被保険者期間を平成15年3月まで10年間、平成15年4月から障害認定日まで10年間と設定。■賞与を含めた平均標準報酬額は平均標準報酬月額の1.3倍として計算。よって、平成15年4月以降は、20万円→26万円、30万円→39万円、40万円→52万円にて計算。■被保険者期間が300月未満なので、月数を300月みなしで計算。■3級には596,300円の最低保障額

介護保険の住宅改修やレンタル用品を活用する

☑ **40 ～ 64 歳でも、がんは介護保険が使える**
☑ **介護保険の利用には要介護認定が必要**
☑ **訪問サービス以外に、住宅の改修なども可能**

がんの症状が進行して、その治療で介護が必要になった場合、介護保険料を支払っている方は「介護保険」を利用できます。

介護保険は通常、65 歳以上の高齢者が利用できるものだと思っていました。

65 歳以上の人を第 1 号被保険者、40 ～ 64 歳までを第 2 号被保険者と呼びますが、第 2 号被保険者であっても、**厚生労働省が選定した 16 種類の特定疾病に当てはまれば利用できます**。がんも、その疾病の 1 つですよ。

たしか介護保険を利用するには、要介護認定が必要でしたよね。その認定を受けるには、どうすればいいのですか？

患者さんがお住まいの市区町村の窓口に、申請書、介護保険被保険者証、健康保険証などの必要書類を提出して申請します。もし、患者さん本人やご家族の方が申請手続きをできない場合は、**地域包括支援センターなどが無料で申請の代行をしてくれます**。

それなら役所まで行くのがしんどい方でも安心ですね。

介護保険で住宅改修や福祉用具の貸与・購入の補助が受けられる

	住宅改修	福祉用具の貸与	福祉用具購入の補助
対象になる工事や福祉用具	・手すりの取り付け ・段差の解消 ・滑りの防止などのための床の材料変更 ・引き戸などへの扉の取り換え　　　　　など	・車いす （付属品含む） ・特殊寝台 （付属品含む） ・歩行器 ・歩行補助杖 　　　　　など	・腰掛便座 ・入浴補助用具 ・簡易浴槽 ・移動用リフトのつり具の部分 　　　　　など
支給限度基準額	20万円	実費	年間（4月〜翌3月）10万円
自己負担金	介護保険の自己負担金割合に応じて 1〜3割		

 申請が受理されると、健康状態を報告するための「主治医意見書」の作成と、本人の状況を調査するための「訪問調査」があります。なお、主治医の意見書は、役所から主治医へ直接、依頼がいくので、患者さんが手続きする必要はありません。**主治医には、事前に要介護認定の申請をすることになったと伝えておくのがいいでしょう**。その結果をもとに、介護認定審査会が行われ、要支援度や要介護度が決定されます。その要介護度の区分によって、**介護保険で利用できるサービスの内容や月ごとの給付費の上限が決められ、その範囲内での介護サービスを受けることができます。**

 その決定までは、どのくらいの時間がかかるのですか？

 だいたい1か月程度です。

 介護サービスを受けるときの料金は、すべて保険でまかなわれるのでしょうか？

サービスを受けるには、**原則、1割の自己負担が必要です**（ただし、65歳以上で一定以上の所得がある方は2割または3割の自己負担）。

 ちなみに給付費の上限を超えてサービスを利用した場合は、どうなるのでしょうか？

 超えた分だけ、その全額を自己負担することになります。

 なるほど。保険でどんな介護サービスを利用できますか？

 介護保険の専門家である**ケアマネージャーが給付費の範囲内で利用できるサービスを組み立てたケアプランを作成してくれます**から、それにしたがってサービスが受けられます。たとえば、自宅に来てもらう訪問サービスとしては、訪問介護、訪問入浴、訪問看護、訪問リハビリテーションなどがありますよ。

 がんの療養や治療はつらいときや大変なときがありますから、介護保険で受けられるサービスなどを上手に利用して、家族も本人も少しでも気持ちよく過ごしたいですね。

 実はそうした人的なサービスだけでなく、**介護保険では、安心・安全に過ごすために自宅の改修や、車いす、電動ベッドなどの福祉道具のレンタルや購入に対する補助もある**んです。

 えっ、そうなんですか。それは助かりますね。そのための手続きはどうなっていますか？

 改修場所や方法に制限があり、利用するには地域包括支援センターやケアマネージャーを通して事前に申請する必要があります。**介護サービスと同じように1割の自己負担で工事を行うことがで**

介護用品はいくらぐらいでレンタルできる？

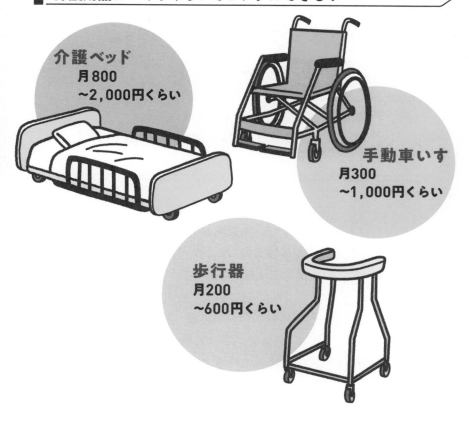

介護ベッド
月800
～2,000円くらい

手動車いす
月300
～1,000円くらい

歩行器
月200
～600円くらい

きます。住宅改修のための**工事費の支給限度額は 20 万円**となっ
ています。この場合も、改修費が 20 万円を超えた場合は、その
分の金額は全額自己負担になります。

福祉用具のレンタルや購入に関しては、どうなっていますか？

それぞれの内容や支給限度額は、151 ページの表を参考にしてく
ださい。なお、介護保険で福祉用具をレンタルする場合は、福祉
用具専門相談員が訪問して点検してくれるので、**体の状態などの
変化に合わせて選び直すこともできて安心ですよ**。

第 **5** 章 治療費と仕事のおトクな公的制度とサービス

治療を始めるにあたって必要なことを整理

会社へ伝えるために 主治医に確認しておくこと

☑ まずは主治医に今後の見通しを聞く
☑ ポイントが整理されていると会社も理解しやすい

がんの治療や療養を始めるにあたっては、勤務先に連絡や報告をするのはもちろんですが、**自営業者やフリーランスの方でも、関係先やお得意様などに様子を伝えるケースもありますね。その際、どういったことに気をつければいい**のでしょうか?

まず、主治医に医療方針や今後の見通しなどについて、しっかりと確認することです。そうすることで、治療に関する今後の予定や、治療を受けることで仕事にもたらす影響などを整理することができます。それを会社や関係先などに伝えるようにすれば、相手側も理解しやすいと思います。

たとえば、どんなことをお医者さんに確認すればいいのでしょうか? 具体的に教えていただけると助かります。

右のページに、**医師に確認したいことのリスト**をあげておきました。診察の際に医師に確認するときの参考にしてください。

なるほど、こういったリストがあると、慌てなくて済みますね。時間も無駄にしないで済みそうです。**このままコピーして持っていくのもいいでしょうね。**

154

治療を始めるにあたり、主治医に確認しておきたいこと

手術の場合

- 何日くらい入院が必要ですか？
- 手術の前後に、どの程度通院が必要ですか？
- 手術を受けることで、できなくなること、難しくなることはありますか？
- 手術の後に、追加で治療をする可能性はありますか。それは、どのようなもので、どのくらいの期間になりますか？
- 手術にかかる費用はどのくらいですか？

放射線治療の場合

- 治療は何回くらい受けることになりますか？
- 1回の治療にかかる時間は、どのくらいですか？
- 治療を受ける時間（午前中、午後など）について相談はできますか？
- どのような副作用が起こる可能性がありますか？
- 抗がん剤治療と並行して治療を受けることはありますか。その場合、どのようなスケジュールになりますか？
- 放射線治療にかかる費用はどのくらいですか？

抗がん剤（薬物）治療の場合

- 入院と外来のどちらの治療になりますか？
- 治療はどのようなスケジュールで行われるのですか？
- 1回の治療にかかる時間はどのくらいですか？
- どのような副作用があり、それはどのくらいの期間続きますか？
- 治療の前後に出勤することは可能ですか？
- 抗がん剤（薬物）治療にかかる費用はどのくらいですか？

参考：『仕事とがん治療の両立 お役立ちノート』国立がん研究センター

休職が必要になったときに備える

勤務先の就業規則を 事前にチェックしよう

- ☑ 休職制度などは就業規則に明記してある
- ☑ 有休、時間給、短時間勤務などもチェックする

手術などの治療によっては、会社を休まなくてはならない場合がありますが、がんでは、長く休職するケースも起きてくる可能性があります。

病気による休職がどういった規則になっているのか、どんな手続きが必要なのか、よくわかっている人は、もしかしたら少ないかもしれませんね。

そこで注目してほしいのが、就業規則です。

就業規則というと、労働時間とか、賃金とかについて書かれているものですよね。

はい。**働く人が安心して働くことができるよう、職場の環境を整えたり、制度を定めたりすることは、会社や事業主に課せられた義務**です。その内容についてまとめられたものが、就業規則です。常時10人以上の労働者を使用する事業場では、それを作成して従業員に周知することが法律で義務づけられています。

病気による休職などに関しても記載されているのですか？

通常はそうです。ですから、がんで会社を休まなくてはならなくなったときなどは、まずはその就業規則を確認していただきたいと思います。一般的に、業務によるものではない病気やケガで従業員が働けなくなったときに、すぐに従業員を解雇するのではなく、**一定期間休んで治療や療養をしてもらい、再び働けるようになってもらう目的で用意されているのが私傷病休職**と呼ばれるものです。その内容や期間は、会社によってマチマチです。私が治療した方ですが、白血病で2年間休職したあとに職場に戻ったという外資系勤務の方もいました。

わかりました。まずは就業規則を確認することが大切なのですね。

休職に限らず、**通院のための時間単位の有休制度、短時間勤務制度、在宅勤務制度などを設けていることもあります。**そうしたところも細かくチェックしてほしいと思います。もちろん、休職中の給与などについても確認してください。会社の制度の主な確認項目については、下の表を参考にしてください。

会社の制度を確認しておこう

- 休職期間、休職期間中の給与の条件はどうなっていますか？
- 時間単位の年次有給休暇はありますか？
- 短時間勤務制度や時差出勤制度はありますか？
- 在宅勤務（テレワーク）はできますか？
- 会社を辞めると、失ってしまう権利はありますか？
- 会社に属していることで、加入している保険組合独自の高額療養費制度や傷病手当金の付加給付制度が設けられていますか？
- 相談できる産業医や産業保健スタッフはいますか？

参考：『仕事とがん治療の両立 お役立ちノート』国立がん研究センター

病名を伝えるかどうか
事前に検討すること

☑ **がん体験者に理解があるか事前に調べる**
☑ **告げないと配慮をしてもらえない事態にも**
☑ **休職中は上司に定期的に連絡することも必要**

 がんになったら、**やはり職場の上司や同僚などに伝えたほうがいいのでしょうか？**

 治療で苦しい時期もあるし、会社には従業員に対する安全配慮義務もあるので、医師の立場としては伝えてほしいのですが、簡単にいえない問題ですね。**その職場にがんの体験者に対する理解があるかどうかわからないからです。**

 病名を伝えることで、どうしたことが懸念されるのでしょうか？

 患者さんにとって働きづらい状況が生じるかもしれません。「がんだから仕事ができない」と勝手に判断されて、第一線から外されたり、ほかの部署に回されたりする可能性もあります。

 逆に、伝えないことによるデメリットもあるのでしょうね。

 患者さんが配慮を必要とする状況などになったとしても、対応してもらえないこともあります。ですから、**同僚の方に対しても、どの範囲の人にまで伝えるかは大切です。**一方で、がんだと伝えたあとは、人事部や上司とは、折々に今の状況を共有しておくのがよいと思いますね。

上司や同僚に伝える範囲は？

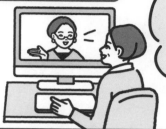

「休職が必要に
なりそうです」
「治療の見通しで
すが…」

会社へ伝えることは時期で変わる

入院治療前	入院治療中	復職前	復職後
● 休職の期間 ● 治療の見通し	● 会社と相談の うえ、必要に 応じて現状と 今後の見通し を報告	● 復職可能な 時期 ● 復職に向けた 段取りの確認 ● 病名を伝える メンバーの範囲	● 業務量や勤務 時間の相談

 定期的に報告するメール文の例

人事部　●●課　●●様

ご無沙汰しております。
本日、〇月分の給与明細を確認いたしました。
ありがとうございます。
また、〇月〇日付で、病院からの診断書を郵送させていただきました。
届きましたらご確認いただきますようお願いいたします。

私のほうは当初予定していた3か月間の抗がん剤治療も1か月を過ぎて
副作用との付き合い方も少しずつわかってきたところです。

今後、体調を見ながら体を整えていきたいと思っています。
引き続き、お手数をおかけしますが、よろしくお願いいたします。

署名

まずはお礼を

**今の状況と
見通しを**

**自分の意向も
伝えて**

参考：『仕事とがん治療の両立 お役立ちノート』国立がん研究センター

復職するときに 留意すべきことは

CHECK!

☑ 仕事とがん治療の両立を国も後押ししている
☑ 復職が可能かどうか、主治医の診断書が重要

 がんになると現在の仕事を諦めて退職する人もいる一方、治療しながら同じ職場に復職したいと考える人もいると思います。

 仕事とがん治療を両立させている**がんサバイバーは確実に増えつつあります。国としてもそうした方々を支えるためのガイドラインなどを定めて後押ししていますよ。**

 がんの治療で休職していた患者さんが復職しようと思ったときに、どういったことに留意すべきでしょうか？

 復職後に起こりうることを医師に確認して、あらかじめ会社側に伝えることが重要です。最近は復職が可能かどうか、どんなことに配慮しなくてはならないか、**主治医の診断書を提出するよう求める会社も多いようです。**

 やはり、お医者さんの判断が重視されるのですね。

 社会的な傾向として、今は治療をしながら働きたいという方に対し、医師がそれを可能だと判断すれば、**就業を継続できるように企業側が環境を整えることが求められています。**自分がどんなふうに働きたいかを医師に伝えておくことが大事ですね。

復職後に起こりうる影響

勤務時間への影響

満員電車や車での通勤が困難
フルタイムでの勤務が困難
副作用などにより、
変則的な出勤になる可能性

作業効率への影響

納期の厳守が困難
ひんぱんに休憩が必要
長時間の立ち仕事が困難

環境面への配慮

オストメイト用トイレの有無
服装への配慮

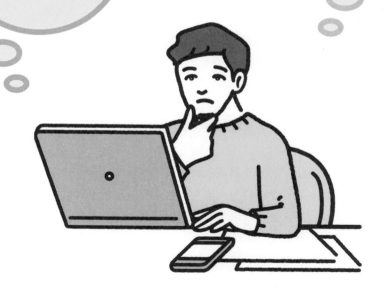

参考：『仕事とがん治療の両立 お役立ちノート』国立がん研究センター

第**5**章 治療費と仕事のおトクな公的制度とサービス

医師に希望を伝えて 主治医意見書を作成

CHECK!

☑ 職場は医師の診断書を重視する
☑ 医師の意見が記載された主治医意見書
☑ 自分の希望を意見書に反映してもらう

 仕事と治療の両立を可能にするには、職場への伝え方も、細やかにしておくことが大切になります。

 いろいろなことが想定されますよね。以前と同じように働くことができるのか、それとも部署や勤務形態を変えてもらう必要があるのか、受け入れる職場としても気になるところだと思います。

 160ページでもお伝えしたように職場側が判断材料として重視するのが医師の診断書です。最近は、**「主治医意見書」という一種の診断書のようなものを企業側から求められるケースもあります。**

 病気の診断書とは違うのですね?

 一般的に、病状や治療の状況、退院後や通院治療中に働くことが可能かどうかの意見、働くうえで配慮が必要と思われる事項などがまとめられたものです。患者さんの側からも、そうした診断書を職場側に提出して、どんなふうに働きたいかの希望を伝えるようにすればいいと思います。そのためにも、**患者さんは普段から医師とコミュニケーションを取り、自分がどう働きたいかを相談しておくことが望ましい**ですね。それをなるべく**意見書に反映してもらうのがいいと思いますよ。**

主治医の意見書を求めるケースが増えている

治療の状況や就業継続の可否等について主治医の意見を求める際の様式例

（診断書と兼用）

患者氏名		生年月日	年　　月　　日
住所			

病名	
現在の症状	（通勤や業務遂行に影響を及ぼし得る症状や薬の副作用等）
治療の予定	（入院治療・通院治療の必要性、今後のスケジュール（半年間、月1回の通院が必要、等））
退院後／治療中の 就業継続の可否	Ⓐ □可（職務の健康への悪影響は見込まれない） □条件付きで可（就業上の措置があれば可能） □現時点で不可（療養の継続が望ましい）
業務の内容について職場で配慮したほうがよいこと（望ましい就業上の措置）	Ⓑ 例：重いものを持たない、暑い場所での作業は避ける、車の運転は不可、残業を避ける、長期の出張や海外出張は避けるなど 注）提供された勤務情報を踏まえて、医学的見地から必要と考えられる配慮等の記載をお願いします。
その他配慮事項	例：通院時間を確保する、休憩場所を確保するなど 注）治療のために必要と考えられる配慮等の記載をお願いします。
上記の措置期間	Ⓒ 年　　月　　日～　　年　　月　　日

上記内容を確認しました。

令和　　年　月　日　（本人署名）＿＿＿＿＿＿＿＿＿＿＿＿

上記のとおり、診断し、就業継続の可否等に関する意見を提出します。

令和　　年　月　日　（主治医署名）＿＿＿＿＿＿＿＿＿＿＿＿

（注）この様式は、患者が病状を悪化させることなく治療と就労を両立できるよう、職場での対応を検討するために使用するものです。この書類は、患者本人から会社に提供され、プライバシーに十分配慮して管理されます。

Ⓐ 退院後に、元通りに、フルタイムの業務に戻りたいのか、在宅勤務から始めたいのか、など、具体的に希望を主治医と話し合っておく

Ⓑ 出張が多い部署なら異動を希望するのか、宿泊は無理でも日帰りなら大丈夫なのか、など

Ⓒ 予想できる業務内容から、会社に配慮してもらいたいことを伝えておく

出典：『事業場における治療と仕事の両立支援のためのガイドライン』

長く働いていくためには 焦らず、無理をしない

- ☑ **復職後にがんばりすぎない**
- ☑ **必要に応じて専門家や体験者に相談する**
- ☑ **自分らしさを大切にする**

 がんの治療を受けながら働くときには、焦ったり、無理をしないことです。とくに退院後に復職したときなどは、つい無理をしがちです。自分では気づかないところで体力が落ちていたり、集中力が続かないこともあります。そんなときに慌てて無理をするのは禁物です。**大事なのは、そこから先なのです**。長い目で見て、仕事と治療の両立を考えてほしいと思います。

 休職期間のことを取り戻そうと、無理をしてこれまで以上にがんばらないことですね。

 はい。また、復職前に会社との間で取り決めた働き方が無理だということであれば、**主治医に意見書や診断書を書いてもらい、働き方を見直すことも1つの方法**です。そういうことで様子を見ながら、自分のペースを取り戻すようにすればいいと思います。

 根ががんばり屋の人ほど、責任感から無理をしてしまうかもしれません。その結果、これまで普通にできていたことができないとショックを受けたり、周囲に迷惑をかけていると落ち込んだりする方も多いのではないでしょうか。そうなると、メンタルヘルスのうえでもよくありませんね。

なんでも１人で対処しようと思う必要はないのですよ。医師はもちろんですが、精神腫瘍医や臨床心理士などにも相談したり、常に周囲に助けを求めましょう。

 心身の調子が崩れると、治療費や家計の不安も募ってくると思います。

 本当に徐々にではありますが、**最近はがん診療連携拠点病院などに保険や年金に詳しい社会保険労務士さんやファイナンシャルプランナーなども配置され始めています。**そうした方に相談してアドバイスを受けるのも１つの方法です。

 治療と仕事の両立のために、少しでも自分の味方をつくっておくということですね。

 その通りです。がん診療連携拠点病院が中心になって、ピアサポーターや地域の患者会の方々と相談会などを開催していたり、民間のNPO団体などの支援活動も広がっています。主なサイトを次ページに紹介しました。**がんサバイバーの先輩に体験を聞くことで、悩みの解消につながったり、希望がわいてきたりします。**また、働き続けるためのヒントも得られると思いますよ。

 支援活動まで積極的に行っておられるなど、がんサバイバーの存在は本当に頼もしいですね。

 治療を受けながら働くことを通じて、人生や仕事への価値観が変わったり、**自分が本当に大切にしていることは何なのかがわかったりすることもあると思います。**もしかしたら、そうしたことにがんの意味があるのかもしれません。

仕事と治療の両立 お役立ちサイト

がん制度ドック
https://www.ganseido.com/

NPO法人がんと暮らしを考える会が運営。がん患者や家族のお金の悩みを解決し、安心して治療やケアを続けられるサポートを目的としたサイト。がんになったときに自分自身が利用できる公的制度、民間保険などを簡単なシステムで見つけることが可能。無料。

NPO法人　障害年金支援ネットワーク
https://www.syougainenkin-shien.com/

障害年金を受給できるのにもかかわらず、受給に至っていない人たちに適切な給付が行われるよう、社会保険労務士の有志によって結成。現在は全国約250名の会員が電話相談や広報活動、申請手続きを代行する社会保険労務士の紹介などを行っている。

CSR プロジェクト
https://www.workingsurvivors.org/

一般社団法人 CSR プロジェクトが運営する、がん患者のための就労支援サイト。がんサバイバー向けの電話相談のほか、治療と仕事の両立に関する悩みや不安について体験者同士で話し合って解決のヒントを探るオンラインラウンジなども開催。

がんと働く応援団
https://www.gh-ouendan.com/

がんを正しく知り、備え、いざとなっても慌てず対応できる組織や現役世代が増えることを目的に活動する一般社団法人。がんを災害ととらえ、それへの対応を「防災」と位置づけて、がんサバイバーや専門相談員が、がんになった現役世代のキャリア支援を実施。オンライン個別相談、がんサロン、がん防災マニュアルの作成などを行っている。

全国社会保険労務士会連合会
https://www.shakaihokenroumushi.jp/

各都道府県にある社会保険労務士会の連合組織で、厚生労働大臣の認可を受けた法定団体。運営するサイトには社会保険労務士会に所属する全国の会員リストが掲載されており、障害年金についての依頼や相談ができる社会保険労務士を探すことができる。

おわりに

総合的な視野に立ってがんを治療する 腫瘍内科医が日本でもっと増えてほしい

　この本を読んでくださった方の中には、初めて「腫瘍内科」という言葉を聞いたという方もいらっしゃるのではないでしょうか。本文でも少し触れましたが、腫瘍内科医は日本では「がん薬物療法専門医」とも呼ばれ、抗がん剤治療の専門医です。しかし、それだけではありません。腫瘍内科医は、あらゆるがんの診断から治療までを総合的にマネージメントする、いわばがん治療の総合医なのです。

　早くからがん治療の専門化が進んでいる欧米では、腫瘍内科という存在が広く認知されており、「がん治療の専門医は？」という問いかけに対し、「腫瘍内科医」と答えるのが一般的です。日本でそこまで腫瘍内科医の認知が広がっていないのは、圧倒的に数が少ないからです。ちなみに、アメリカでは1万7600人余りの腫瘍内科医がいるのに対し（2019年6月現在）、日本では1617人（2023年12月現在）と、その数は10分の1にもなりません。人口比率を考慮しても、まったく少ないのがおわかりいただけると思います。

　なぜ、このようなことを申し上げるかというと、最近のがん

の治療では、より高い専門性が要求されているからです。とくに、放射線治療や抗がん剤治療の進歩には目をみはるものがあり、それによっていわゆる5年生存率や10年生存率も上昇しています。とくに抗がん剤は効果が期待される新しい薬剤が登場してきており、そうしたものを専門医が適切に使用することで、患者さんのQOLの向上を含め、治療成績は確実に上がっていきます。

しかし、日本ではどうしても手術がメインの外科ががん医療の中心になっているため、抗がん剤を適切に使用することが難しい状況にあることも事実です。それが、抗がん剤に対する誤解や偏見を生む要因の1つにもなっています。

さらに言えば、がんは「治った」とは簡単に言うことができない病気です。手術などの初期治療がうまくいき、しばらく再発や転移が見られなければ、それで一応は治ったと見なすわけですが、それでも、10年後、20年後に再発することもあります。そこから再び、治療が始まります。そうなると、もはや手術で治すことは困難で、抗がん剤を主体とした治療にならざるを得ません。そのときには腫瘍内科医を中心としたチームで治療にあたることになります。そのためにも、総合的な視野を持って治療を担う腫瘍内科医が日本にもっと増えてほしいのです。

QOLを高めることを諦めずに
がんとのより良い共存を目指す

　10年後、20年後の再発という話をしましたが、がんの治療で大事なことは、それが長く続く可能性があることを最初からしっかりと理解することだと思います。治療が長く続くということは、逆の見方をすれば、再発したり、進行がんになったりしても、すぐに亡くなるわけではないということです。

　これはマスコミなどの影響でもありますが、再発や転移が見られると、それだけで末期がんだと断定して、余命いくばくもないというような取り上げ方をしてしまいます。しかし、そうではありません。今は仮に進行がんになったとしても、10年、20年、否それどころか、もっと長く生きられる方もたくさんいらっしゃいます。そもそも医師が言う余命は当たらないものです。

　そうなると大切なことは、治療を続けながら、いかにがんとより良く共存していくかということになります。この「より良い」ということが大きなポイントです。それは誰にとっての「より良い」なのでしょうか。ほかでもありません、患者さんや、

患者さんを支えるご家族にとっての「より良い」です。

　治療にあたるのは医師だとしても、その医師が勝手に患者さんの「より良い」を決めることはできません。あくまでも、患者さんが決めるものです。医師をはじめとする医療者側の役割は、患者さんの意思決定を支援し、共有することです。そのためには、患者さんと医師は常にコミュニケーションを取り合い、信頼関係を築くことが大切です。

　「より良い」とは、患者さん1人ひとりでその中身は異なりますが、言ってみれば、その人なりのQOLを高めることです。これをしているときが幸せだ、これが一番の望みだといったことを思う存分楽しむ。がんの治療中だから好きなことを我慢しなくてはならない、楽しいことを犠牲にしなくてはならないと考えてしまう人が多いのですが、それでは何のための治療かわかりません。

　この本で取り上げた緩和ケアも、そうした考え方に基づいたものです。心身の苦痛をできるだけ和らげて、寿命が尽きるときまでQOLを向上させようとすることが緩和ケアの本来の目的です。ところが、いまだにがん治療の現場で、「もう治療法はない。緩和ケアを紹介する」というような言い方をされるこ

とが少なくないものですから、患者さんは緩和ケアと聞いただ
けで意気消沈してしまいます。

　しかし緩和ケアは、延命効果が実証されている立派な治療
です。むしろ、終末期に近い状態になってまで抗がん剤を続け
ることは、患者さんのQOLの向上につながらないばかりか、
逆に命を縮めてしまうことにもなりかねません。そうしたこと
を話し合うためにも、どうぞ積極的に医師とコミュニケーショ
ンを取ってください。

がんになったのは誰のせいでもありません。
自分を責めずに堂々と生きてほしい

　最後になりますが、がんになったからといって、下を向い
て生きることだけはしないでいてほしいのです。がんになった
ら、それだけで人生が終わってしまうわけではありません。

　また、がんになったのは、決してあなたのそれまでの生き方
が悪かったからではありません。がんは主に、遺伝子の変異な
どの偶発的な要因によって発症する病気です。ですから、自分
を責めることだけはやめてほしい。

　どうか、堂々と生きてほしい。

　この本は、その応援歌のつもりで書かせていただきました。
一緒に、より良くがんと共存する時代を生きていきましょう。

2024年1月　　　　　　　　　　腫瘍内科　**勝俣範之**

参考文献／参考WEBサイト

【書籍・冊子】

『世界中の医学研究を徹底的に比較してわかった
最高のがん治療』
津川友介・勝俣範之・大須賀覚　著（ダイヤモンド社）

『各分野の専門医が教える
あなたにとって最適な「がん治療」がわかる本』
がん情報サイト「オンコロ」　著（日本実業出版社）

『親ががんになったら読む本』
山口建　著（主婦の友社）

『知っトク介護　弱った親と自分を守る
お金とおトクなサービス超入門』
安藤なつ・太田差惠子　著（KADOKAWA）

『患者必携　がんになったら手にとるガイド　普及新版』
国立がん研究センターがん対策情報センター　編著（学研メディカル秀潤社）

『ジェネラリストのためのがん診療ポケットブック』
勝俣範之・東光久　編（医学書院）

『事業場における治療と仕事の両立支援のためのガイドライン』
厚生労働省

『仕事とがん治療の両立 お役立ちノート』
国立がん研究センター

【WEBサイト】

国立研究開発法人国立がん研究センター 「がん情報サービス」
https://ganjoho.jp/public/index.html

がん情報サイト 「オンコロ」
https://oncolo.jp

全国健康保険協会
https://kyoukaikenpo.or.jp
　・高額療養費
　　https://www.kyoukaikenpo.or.jp/g3/sb3030/r150/
　・限度額適用認定
　　https://www.kyoukaikenpo.or.jp/g3/sb3020/r151/
　・傷病手当金
　　https://www.kyoukaikenpo.or.jp/g3/sb3040/r139/

日本年金機構
https://www.nenkin.go.jp
　・障害年金
　　https://www.nenkin.go.jp/service/scenebetsu/shougai.html

NPO法人障害年金支援ネットワーク
https://www.syougainenkin-shien.com

厚生労働省 「治療と仕事の両立支援ナビ」
https://chiryoutoshigoto.mhlw.go.jp

国税庁
https://www.nta.go.jp/index.htm
　・No.1120　医療費を支払ったとき（医療費控除）
　　https://www.nta.go.jp/taxes/shiraberu/taxanswer/shotoku/1120.htm

----

毎日新聞 「医療プレミア」
https://mainichi.jp/premier/health/

STAFF ------------------------------

装丁	小口翔平+神田つぐみ (tobufune)
本文デザイン	島村千代子
イラスト	イトガマユミ
監修（第5章）	宇代謙治（社会保険労務士）
取材・文	大湊一昭
本文DTP	キャップス
校正	麦秋アートセンター
編集	大矢麻利子（KADOKAWA）

本書の情報は2023年12月現在のものです。
法令や条例等の改正などにより、内容が変更になる場合があります。

勝俣　範之（かつまた　のりゆき）

日本医科大学武蔵小杉病院腫瘍内科教授、部長、外来化学療法室室長。1963年山梨県富士吉田市生まれ。富山医科薬科大学（現富山大学）医学部卒業後、国立がんセンター中央病院内科レジデント、内科スタッフ。2004年ハーバード大学生物統計学教室に短期留学、ダナ・ファーバーがん研究所、ECOGデータセンターで研修を受ける。その後、国立がんセンター医長を経て、2011年より現職。あらゆる部位のがんを診られる「腫瘍内科」の立ち上げは、当時の日本では画期的であった。国内における臨床試験と抗がん剤治療のパイオニアの一人。2022年、医師主導ウェブメディア「Lumedia（ルメディア）」を設立、スーパーバイザーを務める。The Lancet誌など世界的医学雑誌に多数の論文を発表し、卵巣がんの化学療法などに関して世界の医学に多大な影響を与えている。日本臨床腫瘍学会指導医、日本臨床腫瘍学会がん薬物療法専門医。

あなたと家族を守る
がんと診断されたら最初に読む本

2024年2月1日　初版発行

著　者　勝俣　範之
発行者　山下　直久
発　行　株式会社KADOKAWA
　　　　〒102-8177 東京都千代田区富士見 2-13-3
　　　　電話　0570-002-301（ナビダイヤル）
印刷所　大日本印刷株式会社
製本所　大日本印刷株式会社

●お問い合わせ
https://www.kadokawa.co.jp/（「お問い合わせ」へお進みください）
※内容によっては、お答えできない場合があります。
※サポートは日本国内のみとさせていただきます。
※Japanese text only

定価はカバーに表示してあります。